DE LA DIGESTION.

ET

DE LA CHALEUR ANIMALE.

IMPRIMERIE DE SÉTIER, COUR DES FONTAINES, N.° 7.

DE LA DIGESTION,

ET

DES PHÉNOMÈNES

QUI SE SUCCÈDENT DANS LES ORGANES DIGESTIFS PENDANT L'ACTE DE L'ASSIMILATION OU DE LA NUTRITION;

RÉPONSE A LA QUESTION PROPOSÉE PAR L'INSTITUT ROYAL DE FRANCE, POUR PRIX DE L'ANNÉE 1825.

PAR M. TINCHANT,

CHEVALIER DE L'ORDRE ROYAL DE LA LÉGION D'HONNEUR,

Docteur en médecine, médecin principal des armées du Roi, membre du comité de la visite des militaires au ministère de la guerre, etc.

Omnia evincunt esse in aëre virtutem quamdam absconditam quæ, ex iis proprietatibus illius quæ hactenus in aëre exploratæ sunt, non potest intelligi. BOERHAAVE. Chim., t. 1, p. 266.

A PARIS,

CHEZ L'AUTEUR, RUE TARANNE, N°. 12;.
ET CHEZ GABON, LIBRAIRE, RUE DE L'ÉCOLE DE MÉDECINE.

AVRIL. — 1824.

Tout exemplaire qui ne serait pas signé comme ci-dessous du nom de l'auteur, sera contrefait; j'en poursuivrai les débitans et contrefacteurs.

ERRATA.

Le Lecteur est prié de faire les corrections suivantes :

Page 15, note, ligne 7, voyez page 246, lisez pages 226 et suivantes.

Page 53, ligne 7, *verser*, lisez varier.

Page 74, note, fin de page : 4°. Le sang formé dans le poumon, etc., les guillemets doivent être regardés comme nuls, puisque c'est l'auteur qui pose la question.

Page 93, ligne 2, qui *les* environnent, lisez qui nous environnent.

INTRODUCTION.

Le mécanisme de la digestion est le plus grand problème de l'animalisation.

C'est en suivant dans les différents organes les phénomènes qu'il présente, que l'on parvient à découvrir la source de la vie, et à connaître le mécanisme de la nutrition et de l'accroissement dans l'homme et les animaux. Aussi l'Académie des sciences, en couronnant le savant mémoire de M. Desprès sur la chaleur animale, a reconnu que la solution de ce problème avait jeté un jour nouveau sur le mode d'après lequel s'opèrent les transformations organiques, et qu'elle était essentiellement liée à celui de la dissolution des alimens et de leur assimilation à nos parties vivantes.

C'est donc pour éclairer ces grandes questions l'une par l'autre, que cette illustre Société vient de proposer pour prix de l'année 1825, de déterminer, par une série d'expériences chimiques et physiologiques, *quels sont les phénomènes qui se succèdent dans les organes digestifs durant l'acte de la digestion.*

Plusieurs physiologistes se sont successivement occupés de constater la formation, et de soumettre à l'analyse les gaz qui se dégagent des alimens dans l'estomac et les intestins pendant l'acte de la digestion; et les résultats des expériences nombreuses faites à cet égard étant toujours les mêmes, ne laissent aucun doute sur le mode uniforme de la nature dans ses constantes compositions et décompositions organiques : ce serait donc en vain que l'on tenterait de nouvelles expériences à ce sujet; mais c'est là où se sont bornées leurs recherches, puisqu'aucun d'eux n'a décrit jusqu'à ce jour les phénomènes qui donnent lieu à ces composés gazeux, ni expliqué les causes de leur formation dans l'estomac et de leur changement d'état dans le foie et le poumon; qu'ils n'ont pas cherché à reconnaître dans leur nature celle des substances qui les fournissent; et, ce qui doit surprendre plus encore, c'est qu'ils ne disent rien des usages auxquels ces matériaux primitifs de l'organisation végétale (1)

(1) M. Charles-Henri Schutz, médecin à Berlin, est le premier qui, dans un mémoire très-intéressant sur la circulation du suc

et animale servent dans l'économie des corps vivants.

Cependant, ces expériences précieuses nous fraient le chemin aux plus grandes découvertes, puisqu'elles jettent un nouveau jour sur la nature combustible des alimens, sur le mode de leur dissolution, sur la source et la production de la chaleur animale, et sur les phénomènes qui donnent lieu à la composition du sang et de nos organes. Sans leur secours, il serait impossible de reconnaître le mode des transformations constantes qui s'opèrent sans cesse dans le système circulatoire.

C'est donc en recherchant la nature de ces composés gazeux; c'est en comparant par la voie

---

propre dans la chélidoine et dans plusieurs autres plantes, a fait connaître le mouvement vital du suc propre en lui-même, ainsi que celui de ses parties constituantes. Ses recherches, fondées sur des observations microscopiques, sont du plus haut intérêt pour la science de la vie, puisqu'elles jettent un jour nouveau sur les phénomènes de l'organisation végétale, et qu'elles fraient le chemin à d'importantes découvertes sur le mouvement et la formation du sang.

Ce mémoire est inséré dans le soixante-troisième cahier (septembre 1823) du journal complémentaire du Dictionnaire des sciences médicales.

de l'analyse les corps qu'ils renferment avec ceux que fournissent les diverses sortes de sang, que l'on parviendra à reconnaître la nature des substances qui les produisent par leur décomposition, puisqu'ils sont les matériaux primitifs de la formation des corps organisés, et que l'on pourra découvrir les phénomènes qui donnent lieu à leur assimilation à nos parties vivantes.

Les belles expériences de MM. Chevreul et Magendie, sur les gaz intestinaux, et celles de MM. Tiedeman et Gmelin, *sur la route que prennent diverses substances pour passer de l'estomac dans le système circulatoire*, éclaireront nos recherches sur ce sujet; mais ces expériences, ne pouvant jamais être faites sous le pouvoir de la vie, fournissent des résultats qui font, à la vérité, reconnaître que les principes fixes ou assimilateurs qui donnent lieu à toutes les transformations des corps organisés, ne changent pas dans leur nature, puisque ces mêmes principes se reproduisent par la dissolution des alimens dans l'estomac et les intestins (1); que l'analyse découvre les mêmes corps dans les dif-

(1) Voyez les expériences de MM. Jurine, Vauquelin, Chevreul et Magendie sur les gaz intestinaux. (*Annales de chimie*, tome II, page 294.)

férentes sortes de sang (1), et que leurs diverses combinaisons dans les substances animales ou végétales qui les fournissent, font différer entre eux les produits ou les composés qui leur doivent leur formation (2). Cependant ces données, ne pouvant être recueillies que par la mort des individus qu'on soumet aux expériences, ne font pas connaître les phénomènes qui donnent lieu à ces transformations.

Ceux-ci ne peuvent être constatés par voie d'expériences, puisqu'ils disparaissent avec la vie dont ils composent les forces invisibles qui gouvernent et rassemblent les matériaux de nos organes.

L'analyse ne doit donc offrir que des résultats partiels ou imparfaits, et d'autant plus impossibles à mesurer, que ces forces composées des fluides lumineux, électriques et calorifiques, que la nature a essentiellement logés dans l'organisa-

(1) Voyez l'Analyse du chyle, par M. Vauquelin; celles de M. Brande, de Londres; de M. Marcey, médecin de l'hôpital de Guy. (*Annales de chimie et de physique*, tome II, page 52.) Voyez l'Analyse du sang, par Rouelle, Lavoisier, Fourcroy, Parmentier, celle de MM. Deyeux, Brande et Berzelius.

(2) Voyez les Recherches sur la route que prennent diverses substances pour passer de l'estomac dans le sang, par MM. Tiedeman et Gmelin.

tion des végétaux (1), pour les faire servir, par la décomposition de ces matières, à l'entretien de la vie des animaux, sont les principaux agens du mécanisme compliqué de la digestion, lesquels ne peuvent reparaître dans l'état de composition simple sans lequel ils sont incapables d'exercer leur action sur l'économie des corps vivants, que par l'influence des organes sécréteurs ou assimilateurs qui s'emparent pour leur propre nutrition des corps fixes ou solides que ces fluides animateurs ou excitateurs de leur vitalité, tiennent en suspension, ce qui donne à ceux-ci l'état élémentaire qui leur est essentiel pour manifester leur pouvoir, composer les forces naturelles et invisibles qui gouvernent nos organes, puisqu'elles président à la vie; qu'elles sont la source de nos constitutions, de nos instincts et de nos passions; qu'elles règlent la durée de l'existence, et qu'elles s'échappent avec elle sans qu'on puisse jusqu'alors les soumettre à nos instrumens et à nos balances.

Ce sont donc les végétaux qui fournissent les matériaux visibles et invisibles de la vie des ani-

(3) Voyez les Expériences de Priestley sur l'électricité des végétaux.

maux ; et c'est en recherchant le mode de leur action ou de leur assimilation à nos organes, qu'on pourra reconnaître leur pouvoir sur la vie, et déterminer les phénomènes qui leur doivent l'existence.

Ainsi nous nous appliquerons à rapporter les expériences dont les résultats constatés (1) peu-

---

(1) Les expériences qui constatent le mode de la dissolution des substances alimentaires ne peuvent donc être faites qu'après la mort des individus qui en font le sujet; mais nombre de physiologistes se sont déjà occupés de ces recherches qui ne laissent aucun doute sur la nature des gaz qui se forment pendant l'acte de la digestion dans l'estomac et les intestins. (Voyez les Expériences de MM. Jurine, Vauquelin, Chevreul, Magendie, sur les gaz intestinaux.) Les nouvelles Expériences de MM. Tiedeman et Gmelin, sur la route que prennent diverses substances pour passer de l'estomac et du canal intestinal dans le sang, prouvent l'assimilation de ces matières, ou leur passage à l'état fluide dans le canal thorachique, les veines mésentériques, splenique et porte. Cet ouvrage a été couronné par l'Institut de France, dans sa séance publique du 2 avril 1822.

Mais ce qui démontre incontestablement que ces gaz sont de véritables produits assimilateurs, c'est que les accidens, tels que les vents, les douleurs d'entrailles, le météorisme, les inflammations, les maux de tête, les apoplexies, etc., etc., sont les effets des troubles qu'ils portent dans les fonctions organiques lorsqu'ils s'arrêtent ou s'amassent dans les intestins, et qu'ils ne sont pas absorbés par les organes chargés de leur incorporation, ou quand ils pénètrent immédiatement dans les nerfs avant d'avoir passé par le filtre du système circulatoire chargé de leur enlever les

vent nous éclairer sur la nature des matières alimentaires, sur le mode de leur dissolution et de leur assimilation à nos organes; et, pour parvenir à la connaissance des phénomènes qui donnent lieu à ces transformations, nous ferons une étude particulière de tous ceux que présente l'action réciproque et moléculaire de l'air, du

---

parties fixes qu'ils fournissent à la composition du sang, en raison du pouvoir rayonnant du calorique qui, en se divisant dans le sang, les abandonne pour répandre la chaleur de la vie dans toutes nos parties.

Le calorique, en vertu de sa force expansive, se sépare donc des corps solides qu'il tenait en suspension, ce qui permet leur assimilation ou leur passage à l'état solide ou liquide, en s'isolant ainsi des corps qu'il tenait en dissolution, il entraîne avec lui leurs principes les plus volatils, les plus inflammables, ceux avec lesquels il a plus d'affinité et qui renferment des principes de sa nature, tels sont les fluides lumineux, électriques. C'est ainsi que l'hydrogène dont le calorique s'empare en vertu de son pouvoir rayonnant et de son affinité élective pour lui, ayant été dépuré par l'action du système circulatoire dans lequel il dépose sa partie solide, passe dans les nerfs, dans l'état subtil et électrique qui convient à leur nature, pour porter le sentiment dans toutes nos parties, tandis que les corpuscules combustibles, déposés dans le système circulatoire par le calorique qui les a abandonnés, se trouvent en contact immédiat avec l'oxigène atmosphérique qui, en raison de sa nature comburante, pénètre dans leurs molécules les plus intimes pour se fixer; il les combure nécessairement, ce qui donne lieu au dégagement du calorique qui répand la chaleur de la vie dans toutes nos parties.

calorique et des alimens, pour découvrir, dans leurs rapports avec les phénomènes de la vie, les transformations constantes que ces matières subissent dans nos organes pour le maintien de l'existence; nous rechercherons si l'analyse du chyle et des diverses sortes de sang fournit les mêmes principes que la dissolution des alimens permet de reconnaître dans l'estomac et les intes-

---

C'est par ce moyen que l'oxigène s'incorpore dans les nouveaux composés auxquels il donne sa vitalité, en leur faisant prendre l'état physique, solide ou fluide qui convient à leur nature combustible, selon leur affinité ou leur degré de combinaison avec lui.

Je dis, d'après cela, avec le savant auteur des Observations microscopiques sur la circulation dans les végétaux, que l'action vitale, par le rapport éternel que les diverses parties des corps vivants ont entre elles, est à soi-même sa seule et unique loi; que, par suite du concours unanime des parties primitives à la production d'un tout harmonique, la totalité des accidens eux-mêmes se rattache à la substance concrète par la puissance intérieure de laquelle sa vitalité se maintient en vertu de lois éternelles.

L'oxigène est donc le corps, que l'air renferme et que nous digérons avec les alimens, qui est chargé de leur assimilation ou de leur incorporation dans nos parties vivantes, solides et liquides; c'est lui qui remplace le calorique dans les gaz combustibles qui sont les produits de leur dissolution dans l'estomac pour les convertir, par l'action du foie et du poumon, dans l'état qui convient à nos parties vivantes, et donner au calorique la liberté dont il a besoin pour maintenir la chaleur animale.

Nous développerons dans cet ouvrage ces diverses propositions.

tins, en raison de la nature plus ou moins combustible de ces matières; nous examinerons les changemens d'état qui résultent de leur tendance naturelle à passer de l'état solide ou liquide à l'état gazeux pour reprendre, dans le sang et dans nos organes, le mode qui convient à la composition de nos parties, et nous parviendrons peut-être ainsi à constater les phénomènes qui donnent lieu aux transformations diverses qui se succèdent dans les organes digestifs pendant l'acte de la digestion.

C'est dans nos relations avec les corps extérieurs, c'est dans l'influence réciproque des matières qui entrent dans nos organes qu'il faut chercher le pouvoir de la vie et des forces qui la dirigent.

En constatant ces influences, l'on reconnaît que tous les problèmes de l'animalisation se rattachent à la digestion, qu'ils en sont des conséquences nécessaires, puisqu'elle nous fait connaître la chaîne des compositions et des décompositions constantes qui lient entre eux les matériaux chimiques et physiques, au moyen desquels se maintient et se renouvelle à chaque instant le phénomène de la vie. Ainsi la chaleur animale exerce son mécanisme sur nos organes par l'influence de la digestion dont elle est un produit (1), et celle-ci ne peut être constatée sans que l'autre ne soit connue.

En effet, en examinant dans les différents organes les phénomènes de ce mécanisme compliqué, l'on reconnaît que la chaleur animale est le résultat nécessaire et immédiat des modifications que subissent dans le système circulatoire les corpuscules combustibles qui composent les alimens, par suite de leur dissolution dans l'estomac, au moyen du calorique qu'ils renferment, et qui retient à l'état de gaz leurs molécules physiques et chimiques jusqu'à ce que le système circulatoire, dont le foie et le poumon sont les organes sécréteurs, les divise ou les sépare les unes des autres, en combinant les premières avec l'oxigène atmosphérique introduit dans le poumon et dans l'estomac pendant l'acte de la respiration et de la déglutition, pour changer leur état, les fixer en les comburant, et former les nouveaux composés qui transmettent à nos organes les qualités nécessaires à l'assimilation à laquelle

(1) La suite confirmera cette proposition qui trouve son application dans le Mémoire de M. Desprez, sur la chaleur animale, ouvrage couronné par l'Institut.

ils sont destinés ; tandis que les secondes, devenues libres par l'effet de ce mécanisme, servent à répandre la chaleur de la vie dans toutes nos parties, pour déterminer les phénomènes qui donnent aux organes le sentiment de leur vitalité.

Ainsi la force propre des organes est essentiellement liée pendant la vie aux mouvemens qui en dépendent.

C'est donc l'oxigène qui déplace dans le système circulatoire le calorique originairement fixé dans les matières alimentaires, pour présider à leur dissolution dans l'estomac, et donner lieu aux gaz qui constituent le premier mode de la digestion.

Il est par-là évident que la décomposition et la recomposition des corps résident essentiellement dans l'état qu'affectent les matériaux primitifs de la formation des corps organisés.

On voit dans les transformations diverses qui ont lieu constamment dans l'économie de nos corps, que le calorique et l'oxigène qui entrent dans tous les composés vivants, et qui sont les principaux agens de la transformation des matières végétales en substances animales vivantes, agissent en sens inverse l'un de l'autre ; puisque la force répulsive du premier de ces corps tend à séparer et à éloigner les molécules intégrantes des combustibles simples et composés, qu'elle écarte, dissout, fond les solides et convertit les liquides en gaz; tandis que le second, en raison de la force d'assimilation et de cohésion dont il est le principe, pénétrant ou se combinant avec ceux-ci, se substitue à la place du dissolvant qui les tenait à l'état gazeux, pour donner l'état solide ou liquide (1) aux corps combustibles qu'il attire

(1) L'état solide ou liquide est propre aux corps brûlés, dans lesquels le principe comburant prédomine sur les combustibles simples et composés qui entrent dans leur formation, ou dans lesquels l'oxigène domine sur l'hydrogène toujours fondu dans le calorique qui est son dissolvant naturel, et qui, en se dégageant par la combustion, forme le gaz inflammable que l'oxigène déplace en pénétrant les matières qu'il combure pour leur donner les qualités nécessaires aux fonctions qu'elles doivent remplir dans l'économie des corps vivants; tandis que l'état gazeux est propre à ceux dans lesquels le calorique est prédominant sur l'oxigène, puisque le gaz oxigène est un corps solide fondu dans le calorique. Ces différents modes ne sont donc que des modifications du même corps qui change d'état en raison de l'action inverse qu'exercent sur lui le calorique et l'oxigène, d'après l'affinité différente de ces principes pour les corps combustibles, laquelle est relative aux usages qu'ils remplissent dans l'organisation.

A la vue des rapports multipliés qui lient l'animal aux trois différens modes de création dont se compose le système immense de la nature, et qui font de son corps comme un centre où tout l'univers se réflechit, se reproduit en entier suivant l'expression des anciens sages, nous sommes bien naturellement conduits à

en raison de son affinité, propre pour chacun d'eux, et former des composés pourvus de propriétés très-différentes des premiers.

Il y a donc dégagement de calorique chaque fois qu'il y a assimilation, puisque celle-ci ne peut avoir lieu sans la combinaison intime de l'oxigène avec les molécules que les alimens fournissent à son action (1).

---

l'intelligence suprême qui a dû régler et ordonner ces rapports admirables. Je ne dirai donc pas avec Gallien, qui s'écriait, dans le sublime enthousiasme qui le possédait : Pour la philosophie, c'est dans le cadavre que brille la majesté de Dieu, puisque c'est d'une manière bien plus étonnante, qu'en mettant l'organisation de l'homme en rapport avec tout ce qui l'entoure, il maintient son existence par les mêmes lois qu'il a établies en créant l'univers.

C'est donc dans les grands phénomènes qui lient l'univers à la nature humaine, qu'il nous montre sa grandeur; et c'est dans la vie même qu'il s'est élevé le temple le plus auguste, et qu'il a établi le monument de sa puissance pour que l'homme puisse, en s'étudiant lui-même, reconnaître la nature et admirer l'uniformité de l'ouvrage de son créateur. Appliquez-vous donc à l'étude de la science de la vie pour connaître les étonnants phénomènes de la création; mettez en rapport les lois de l'organisation générale avec celles de l'existence, et vous apprendrez à connaître les forces qui la dirigent et les points de contact immédiats qui la lient au grand système de l'univers.

C'est donc dans le silence de l'observation que l'on apprendra à mieux connaître la science de l'homme, que dans des expériences de chimie sur les animaux vivants.

(1) M. Geoffroi Saint-Hilaire, dans ses réponses à M. Rolando, sur les remarques de ce dernier, concernant les principes de la

L'acte de la digestion est, d'après cela, une véritable combustion qui a lieu par la fixation de l'air vital dans les molécules combustibles, que les alimens, réduits dans l'estomac à un état de composition gazeuse qui lui est analogue, présentent à son influence (1) : elles la reçoivent nécessairement, puisque leurs bases solides se réunissent par le départ du calorique que la combustion déplace pour fixer l'oxigène qui leur donne les qualités nécessaires à l'assimilation à laquelle elles sont destinées.

Ainsi les problèmes de la chaleur animale et de la digestion doivent marcher de front et rou-

---

philosophie anatomique, insérées dans le Journal complémentaire du Dictionnaire des sciences médicales, dit, page 151, tome seizième dudit journal, qu'il n'y a point d'organisation sans la combinaison d'un fluide assimilable, et point d'assimilation sans une oxigénation. J'ai démontré cette grande vérité sur laquelle reposent tous les phénomènes de l'animalisation dans ma nouvelle doctrine sur la reproduction, page 246 et suivantes.

(1) Tous les phénomènes de l'organisation et de la vie ont lieu par l'action réciproque des substances gazeuses, dont les combinaisons, toujours très-intimes, forment nos solides et nos liquides, parce que les fluides impondérables, auxquels ils doivent leur état gazeux, se séparent de leur base solide en raison de la force de cohésion qui tend à unir les molécules qu'ils tiennent en suspension par l'action que l'oxigène exerce sur elles pour composer nos solides et nos fluides, et répandre, au moyen des corps impondérables, la vie dans toutes nos parties.

ler dans le même cercle, puisque leurs phénomènes sont inséparables, et qu'ils sont liés par des résultats uniformes dont l'ensemble compose l'organisation et la vie.

Le mécanisme de la digestion est donc la vraie clef des secrets les plus essentiels et les plus cachés de l'économie animale; c'est lui qui nous éclaire sur la source de la vie et sur les forces qui la dirigent; aussi est-ce par lui que l'on pourra juger si les élémens dont je me suis servi dans le livre que j'ai publié il y a un an, sous le titre de: *Doctrine nouvelle sur la reproduction de l'homme*, se lient ensemble dans la chaîne organique des êtres vivants, et si le grand problème physiologique qui nous occupe n'est pas déjà résolu dans cet ouvrage.

Il ne m'a pas été possible de traiter cette grande question, sous tous ses rapports, sans parler des sensations; puisque la décomposition des alimens fournit à nos organes le calorique et les fluides lumineux, électriques dont nos sens nous transmettent les impressions. Bordeu dit, que sans les sensations qui nous viennent des objets de nos besoins et de nos désirs, la tête n'aurait pas, à beaucoup près, le ressort nécessaire pour entretenir et contrebalancer le ressort et l'action des autres organes. Mais quelle est la cause qui maintient l'équilibre entre le ressort de la tête et des autres organes, entre nos corps et ceux qui nous environnent? D'où viennent cette harmonie, cet équilibre, cette correspondance particulière et intime entre l'estomac et la tête, entre le cerveau, le foie et les poumons?

Ces grandes questions, vraiment philosophiques et médicales, seront éclairées d'un nouveau jour si nous parvenons à constater quels sont les phénomènes au moyen desquels s'opère la digestion avec laquelle elles sont intimément liées.

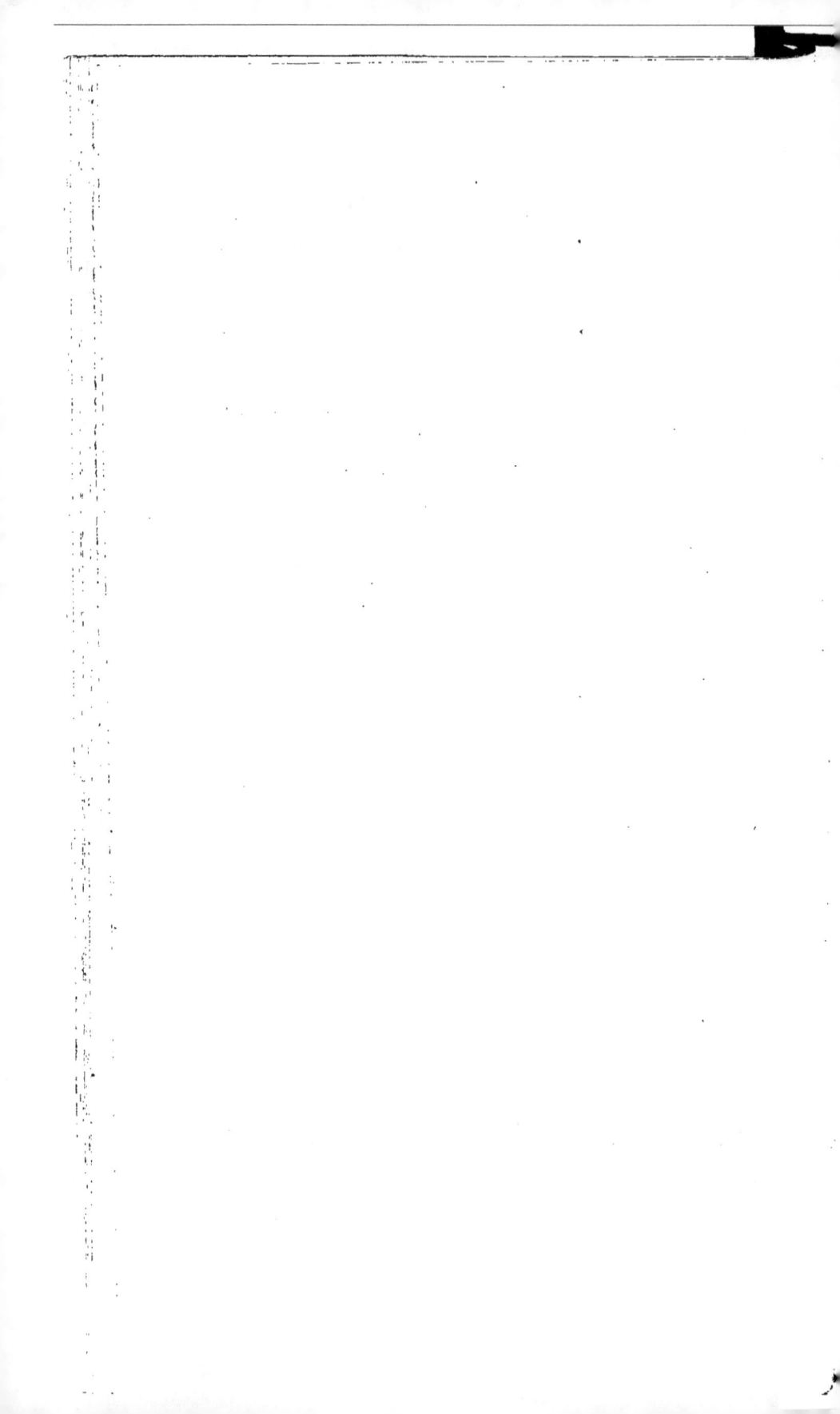

DE LA DIGESTION,

ET

DE LA CHALEUR ANIMALE.

ARTICLE PREMIER.

De l'action de l'air et du calorique sur l'économie animale, de leur influence réciproque et inverse sur les parties constituantes des alimens.

Si l'on compare les grands phénomènes que présente l'assimilation des matières végétales et animales à nos parties vivantes, avec ceux de la décomposition que la mort fait éprouver à ces matières, on reconnaît que les uns et les autres consistent dans une suite d'attractions particulières que l'air et le feu exercent sur les molécules les plus intimes des corps, et que le but constant de la nature est de rendre simples et élémentaires les composés végétaux et animaux, pour faire rentrer une portion de leurs matériaux dans de nouvelles combinaisons ; que, dans les premiers phénomènes, la nature extrait et rassemble avec activité, sous l'influence du principe qui dirige la respiration, les matériaux qu'elle a prêtés aux végétaux et aux animaux, pour les faire passer dans nos organes, dans l'état d'assimilation nécessaire à notre développement et à notre nutrition : c'est donc le principe de la vie qui rapproche, assimile, combine et condense, par l'effet de la digestion respiratoire, les matières que le calorique a divisées dans l'estomac pour les soumettre à son action; tandis que, dans la seconde circonstance, ces matériaux, étant livrés à l'influence commune des élémens, rentrent dans leur domaine, par une lente décomposition, pour servir à de nouvelles productions.

La nature, en organisant les animaux et les végétaux par des compositions compliquées, a mis en eux, pour conserver son pouvoir sur les matériaux qu'elle prête à leur vie, un germe de destruction et de décomposition (1) qui agit, sans interruption, dans la matière organisée pour la faire rentrer constamment dans de nouvelles combinaisons; c'est lui qui, par des compositions et des décompositions sans cesse renouvelées, détruit insensiblement l'organisation, en la faisant passer par les différents âges qui amènent la vieillesse et la mort.

Elle achève ainsi de détruire son propre ouvrage pour recommencer son travail avec les mêmes molécules auxquelles elle rend leur état primitif ou élémentaire, pour qu'elles puissent servir à de nouvelles productions : elle décompose ainsi des machines devenues inutiles, puisque ce n'est que dans un état de

(1) Le calorique.

composition simple que celles-ci peuvent rentrer dans le laboratoire de l'organisation par le concours d'un principe (1) qui leur donne sa vitalité, pour les assimiler à nos parties vivantes ; et qui les fait ainsi passer de nouveau dans l'économie des corps qui doivent subir les mêmes changemens.

La nature toujours uniforme, malgré ces diverses transformations, ne change jamais son travail; elle redonne sans cesse la vie à la mort, en faisant servir les matériaux de celle-ci à des compositions plus simples, pour leur faire remonter, par degrés, l'échelle de l'organisation, jusqu'à ce qu'ils soient parvenus de nouveau à l'état de perfection des corps organisés et vivants.

Il n'est pas inutile de faire observer que les alimens, en général, sont devenus par la mort des individus dont ils faisaient partie, des molécules inorganiques ou passives, qui redeviennent organiques ou vitales sous le pouvoir de l'air et du feu, par l'effet des divers modes de nutrition, et que les matières animales, décomposées par les élémens, rentrent dans de nouvelles combinaisons atmosphériques, puisque ce n'est qu'en passant de nouveau dans le grand domaine de

---

(1) L'oxigène, en pénétrant dans les molécules les plus intimes ou élémentaires des alimens, change leur état, les animalise en les comburant, et donne lieu au dégagement de calorique qui répand la vie dans toutes nos parties ; c'est aussi cette transformation qui donne lieu aux sécrétions qui en dépendent.

l'organisation qu'elles servent encore à la vie des animaux.

C'est par ce moyen que la nature trace le cercle perpétuel des compositions et des décompositions qui nous montrent sa marche uniforme et son infatigable activité.

On reconnaît, dans ces diverses transformations des molécules organiques, que l'air et le calorique sont les principaux instrumens qui les façonnent et leur donnent les ressorts qui les font obéir à des lois éternelles; que les divers phénomènes de la vie dépendent d'une force placée dans les parties constituantes de l'air, que cette force tend sans cesse à se combiner pour parvenir à l'état de perfection des êtres et qu'elle cherche constamment des forces secondaires qu'elle puisse façonner à sa manière : il faut donc que toutes les parties nutritives et assimilatrices lui soient subordonnées, qu'elles soient presque passives et toujours prêtes à entrer en liaison intime avec elle pour entretenir la vie, dont, ensuite, elle dispose à volonté, puisqu'elle en dirige le mécanisme. C'est pour cette fin qu'elle pénètre dans les dernières molécules des alimens, pour se combiner intimément avec elles et les animer de son pouvoir. Elle les divise et les sépare d'abord par l'action du calorique qu'elle renferme, pour leur donner la forme élémentaire qui constitue l'état des forces sans lesquelles elle ne peut exercer sa puissance; elle en écarte ensuite le calorique qu'elle loge dans les organes pour leur donner la chaleur nécessaire à la vie, se met à sa place, pénètre dans les molécules les plus intimes des alimens qu'elle rapproche, unit et combine avec elle pour changer leur état, et donner à ces molécules végétales (1), inactives par elles-mêmes (*le carbone et l'azote*), la vie qui constitue la nature animale.

On conçoit, d'après cela, que les divers degrés de combinaison de ce principe, avec les matériaux que les alimens fournissent à son action, constituent les *forces de la vie*, lesquelles varient en raison de l'affinité différente de ces matériaux avec le principe qui les assimile à notre nature, en leur donnant la vitalité qui les rend propres au développement de nos organes : on conçoit aussi que cette attraction réciproque est incontestablement la cause la plus influente du mouvement et de la transformation des corps, et qu'elle trace la ligne de démarcation qui sépare la vie de la mort.

Il est par-là évident que tout ce qui tient à la vie de nos organes, vient de cette force active de la nature, tandis que ce qui forme nos organes vient des molécules que les alimens fournissent à cette force : la vie enlève donc continuellement cette force aux élémens, et la mort rend aux élémens les matériaux de nos organes.

(1) Nous considérons les matières animales privées de la vie comme des matières végétales ; en effet, elles ne sont pas autre chose, puisque leurs molécules se réduisent en dernière analyse aux mêmes principes.

Il est aussi évident que le *dernier terme* de cette décomposition est hors de la capacité de notre vue, comme doit l'être aussi le *premier terme* de la composition des corps organisés ; puisque les matériaux qui forment nos organes, passent de l'état élémentaire à des compositions plus compliquées pour arriver à l'état de perfection des corps organisés et vivants.

Ainsi les corps organisés passent successivement de l'état gazeux à l'état solide ou fluide qui dépendent des divers modes ou degrés de combinaison qu'affectent les élémens pour la composition de nos corps.

En effet, nous disons qu'une matière est entièrement décomposée lorsqu'il n'en reste plus que la terre et les parties les plus fixes : mais ces matériaux grossiers sont, sans contredit, la moindre portion de ceux qui composent les corps organisés ; l'existence même de ces résidus privés de tout autre principe, la volatilité de ceux qui s'exhalent et disparaissent dans l'air, nous prouvent que la nature ne cesse d'atténuer, de volatiliser et de rendre sans cesse les formes primitives aux matériaux qu'elle destine à de nouvelles combinaisons ; ce qui démontre que, dans la décomposition des corps, la nature sépare les matériaux fixes de ceux qui appartiennent à la vie et qui sont fugitifs et invisibles comme elle, et qu'elle sépare, par l'effet de la digestion, ces mêmes matériaux pour former, avec les premiers, les composés qui nourrissent nos organes ; tandis qu'avec les seconds elle transmet le sentiment qui fait connaître le pouvoir qui constitue leur nature (1).

Nous savons en effet que, dans toutes les combinaisons intimes, il y a dégagement de calorique, et que les composés qui se forment pendant l'acte de la digestion, donnent lieu à un dégagement de cette nature (2) : il y a donc combinaison intime dans ces nouveaux produits, et celle-ci ne peut avoir lieu sans que les principes qui composent les alimens, ne se dissocient pour entrer dans ces nouveaux composés : ce qui en donne la certitude, c'est que le calorique, étant originairement combiné dans les corps organisés, fait partie constituante de leur composition ; il

---

(1) Chaque fois que, par la réaction du calorique sur les corps desquels il se dégage, il peut s'en composer de volatils, il se forme nécessairement des composés nouveaux.

(2) Les expériences de M. Després, qui a remporté le prix de l'Académie des sciences, sur la production de la chaleur animale, ainsi que celles de M. Dulong, prouvent que cette chaleur est plus grande que celle dégagée par la fixation de l'oxigène pendant l'acte de la respiration, et que la digestion contribue à sa formation.

Je dois faire observer ici que j'ai décrit, dans mon ouvrage sur la Reproduction de l'homme, les divers modes et époques de la digestion, et que j'y ai signalé les résultats des expériences faites postérieurement par ces savans physiciens et chimistes. On y trouve par conséquent la solution du problème sur la calorification ou sur les diverses sources de la chaleur animale. (Voyez les pages 106, 118, 134 136, 149, 168, 183, 222, 241, 142, et les notes des pages 8 et 143.)

ne peut donc se dégager des alimens sans que leurs autres principes ne se dégagent aussi : en effet, ceux-ci entrent en combinaison avec lui pour former des composés gazeux qui n'ont plus la cohésion des matières qui les fournissent; tandis que, d'un autre côté, l'oxigène change ces mêmes composés en se mettant à la place du calorique qui les abandonne, pour qu'ils puissent se réunir et donner lieu à des produits opposés aux premiers. C'est donc le calorique qui dirige les premières combinaisons, et c'est l'oxigène qui préside aux autres : ainsi les corps combustibles qui absorbent l'oxigène, le fixent, lui font prendre la forme solide; il faut donc que l'air vital, en se précipitant ainsi, perde le calorique qui en tenait dissoute la partie solide, et qui lui donnait la forme de fluide élastique; c'est là l'origine de la chaleur, ou du dégagement du calorique produit pendant la combustion ou l'assimilation des matières alimentaires.

Il est par-là évident que ces principes sont opposés dans leur nature et dans leur action : en effet, les composés qui résultent de leur influence sur les corps qu'ils pénètrent, sont opposés entre eux, puisque le premier les écarte et les divise, tandis que l'autre les rapproche et les combine : ces effets inverses doivent être produits par des organes différents : nous verrons en effet que l'estomac dirige la force animale ou nerveuse qui lui est propre par l'action du calorique qui opère la dissolution des alimens ; de même que le foie dirige les forces organiques ou celles des systèmes artériel et veineux, en rapprochant, en assimilant les matériaux gazeux que l'estomac lui prépare et lui envoie : dans cette fin, il leur enlève le calorique qu'il répand dans le sang pour entretenir sa chaleur; ce qui permet aux corps solides qu'il tient en suspension de se réunir et de se combiner par l'action de l'oxigène qui prend la place du calorique pour donner ses qualités et la vie aux molécules qu'il pénètre et qu'il condense, en les comburant, pour les incorporer dans le sang artériel dont ils composent la nature.

On conçoit, d'après cela, que l'affinité de ces molécules pour l'oxigène est relative à leur dissolution, ou à la quantité de calorique que les alimens abandonnent en raison de leur décomposition, laquelle diffère selon les dispositions physiques et morales des individus, et d'après la nature de l'aliment, ou de la quantité de calorique spécifique qui entre dans sa composition : l'on conçoit aussi, que ce calorique ne peut se dégager sans que les autres principes qui les composent, ne se dissocient, ou ne se dégagent en même temps : en sorte que la quantité d'oxigène qui entre dans ces nouveaux composés est en raison de la quantité de calorique que les alimens ont abandonné, ou de celle des autres principes qui ont été dégagés en même temps : c'est ce qui fait différer les composés gazeux qui se forment dans l'estomac, des produits fixes qui se composent dans le foie et le poumon, et ce qui détermine les différents modes ou degrés de nutrition, qui varient en raison de la cohésion et de la solubilité plus ou moins grandes des composés gazeux nécessaires à la formation des diverses parties du sang qui résultent de leur combinaison.

Ainsi l'assimilation a lieu en raison inverse de la décomposition, et les produits qui en résultent, diffèrent d'après la capacité du calorique spécifique que les matériaux qui composent les alimens, fournissent à leur dissolution : ce qui détermine leur affinité relative avec l'oxigène et caractérise leur nature végétale ou animale.

C'est donc de la capacité du calorique propre à la nature de l'aliment végétal ou animal, que dépendent la tendance relative à la décomposition et la combinaison différente dans les produits qui en résultent.

Ainsi les corps combustibles qui composent les alimens diffèrent entre eux ; ainsi que les composés qui résultent de leur combustion, par la rapidité avec laquelle ils absorbent l'oxigène, par la quantité qu'ils en absorbent, par la proportion du calorique qu'ils dégagent du gaz oxigène absorbé, et par conséquent par l'état plus ou moins solide de l'oxigène qu'ils contiennent après avoir brûlé, ce qui rend leur combinaison avec lui plus ou moins parfaite. Ces différences sont déterminées par le mode d'action des organes chargés de l'assimilation de ces matières : elles sont sensibles dans le chyle et le sang noir ; puisqu'elles font connaître que le chyle renferme moins d'oxigène que le sang noir, et que ce principe est aussi sous une forme moins solide dans le premier composé que dans le second ; nous verrons ailleurs que ces mêmes différences distinguent le sang rouge des deux autres parties du sang. Ainsi les divers degrés de combinaison des corps combustibles des alimens avec l'oxigène, font différer entre eux les produits qui se forment dans l'estomac, le foie et le poumon ; et donnent lieu au dégagement proportionnel du calorique qui accompagne ces combustions diverses.

Il y a donc nécessairement transformation totale et changement d'état de la matière alimentaire dans les organes chargés de son assimilation; et les composés qui résultent de leur travail, diffèrent selon la nature plus ou moins combustible des alimens soumis à leur élaboration. Nous reviendrons sur ce sujet dont la solution renferme le mécanisme de la digestion, et fait connaître les phénomènes qui se succèdent dans les organes chargés de leur assimilation. Mais le calorique qui se dégage des alimens, pour donner lieu à de nouveaux composés, ne resterait pas logé dans nos parties; il s'en échapperait et se dissiperait très-promptement, s'il ne faisait pas partie constituante des nouveaux produits, comme il fait partie constituante des alimens : il faut donc que ce principe qui se dégage des alimens en même temps que les autres matériaux qui composent leur nature, puisse entrer aussitôt en combinaison pour s'incorporer, s'assimiler à nos parties vivantes, et devenir en un mot partie constituante de l'organisation.

ARTICLE II.

Des fluides gazeux qui se forment dans l'estomac et les intestins grêles.

Il est reconnu qu'il se forme dans l'estomac et les intestins des fluides gazeux (1) qui constatent non-seulement que les alimens contiennent ces fluides, mais encore que le degré de calorique qu'ils ren-

(1) Il résulte des expériences faites par MM. Chevreul et Magendie, et par plusieurs autres chimistes, que les gaz trouvés dans l'estomac d'individus qui venaient d'être suppliciés ou qui sont morts subitement, sont un mélange d'oxigène, d'acide carbonique, d'hydrogène pur et de gaz azote; que ceux des intestins grêles n'en diffèrent qu'en ce qu'ils ne contiennent point d'oxigène; ce qui prouve que l'oxigène qui n'a pas été employé dans l'estomac pour la formation du gaz acide carbonique, qui pourrait bien jouer un rôle chimique pour la dissolution des alimens; ce qui est d'autant plus probable, qu'il a la propriété particulière de détruire le principe végéto-animal qui s'oppose à la fermentation des matières végétales, et à la formation de l'alcohol qui est son produit (a) (*le suc qu'on appelle gastrique dont nous ne contestons pas l'existence, mais les propriétés, d'après les résultats des expériences de Spalanzani, n'est pas le dissolvant des alimens, il est destiné, sans doute, à lubrifier l'organe dans lequel il est sécrété. M. Thénard, dont l'opinion est du plus haut poids dans la science médicale, dit que l'existence du suc gastrique est au moins douteuse.* Voyez Traité de Chimie, t. III, p. 522), est transmis directement

ferment est fixé par la nature, et est élevé à la capacité nécessaire à la production des composés volatils qui s'y forment. Il est évident que la nature emploie, pour la composition de ces produits gazeux, la première force de l'organisation, puisque le calorique seul a la faculté de réduire les alimens en un état de composition plus simple, nécessaire à leur dissolution et à

---

dans le foie, ainsi que le gaz qui sont les produits de leur dissolution pour composer le sang veineux, ou pour comburer et faire passer à l'état de vie les composés les plus nécessaires à la nutrition des organes locomoteurs; et comme les substances animales sont dissoutes les premières, en raison de leur nature et de leur prompte et facile assimilation, de laquelle rend compte l'affinité élective de l'azote qu'elles renferment avec l'oxigène, ce sont nécessairement les gaz que fournit la dissolution des matières qui les composent, qui se combinent avec l'oxigène qui est absorbé en même temps qu'eux pour la composition du sang noir dans le foie : il en résulte nécessairement dégagement de calorique, qui se répand dans cet organe pour maintenir son activité; tandis que le chyle, qui est un composé végétal et volatil, et qui ne se forme qu'après les combinaisons animales, ne contient que peu d'oxigène; ce qui prouve qu'il est le produit d'une combustion imparfaite, remarquable lorsqu'il passe dans le sang, par un dégagement considérable de fluides volatils qui répandent dans le sang une partie de leurs principes (*le calorique et le fluide électrique*), pour lui donner le mouvement nécessaire à la circulation. Ceci fait connaître aussi pour quelle raison les principes des végétaux qui composent essentiellement le chyle sont transmis dans le poumon par la force de la circulation pour s'y combiner avec l'oxigène atmosphérique, et composer le sang

notre nutrition; car, sans leur transformation dans les molécules combustibles qui composent leur nature, l'oxigène ne pourrait exercer son pouvoir pour produire leur assimilation, ni leur faire abandonner le calorique, pour renouveler sans cesse la chaleur de la vie et donner lieu aux composés qui nourrissent nos organes.

---

rouge qui est le produit de leur animalisation ou de leur oxidation complète, nécessaire pour renouveler la chaleur de la vie au degré fixé par la nature pour le maintien des forces motrices des facultés qui transmettent la vie qu'elles renouvellent à chaque instant. (a)

On voit que deux forces opposées sont essentiellement liées pour le maintien des forces vitales et la composition de la partie la plus précieuse du sang. M. Schutz, dans son important mémoire sur la circulation dans les végétaux, fait observer que Haller a rassemblé dans sa grande physiologie une multitude d'observations sur les rapports mécaniques des globules du sang; mais qu'il n'a eu aucun égard à leurs rapports vitaux. Il ajoute qu'on n'a jamais considéré ces globules que comme des parties indifférentes les unes à l'égard des autres, et tantôt on niait qu'ils fussent mobiles, tantôt on croyait que le mouvement leur était communiqué par les vaisseaux, ou d'une autre manière quelconque; mais toutes ces vues sont erronées. Les globules du sang se meuvent sans cesse les uns par rapport aux autres, et le mouvement leur est propre : il ne leur est pas communiqué.

Le sang circule encore dans le mésentère arraché du ventre d'une souris une demi-heure après que toute impulsion du cœur a cessé, et il ne s'arrête que quand l'activité réciproque des globules vient de cesser.

(a) Voyez la nouvelle doctrine sur la reproduction de l'homme.

ARTICLE III.

De la transformation des composés volatils en composés fixes. Organes dans lesquels s'opèrent les sécrétions qui donnent lieu à ces transformations.

Nous disons que les composés volatils sont changés en composés fixes ; c'est cette transformation qui rend au calorique la liberté dont il a besoin pour répandre sa chaleur dans toutes nos parties. En effet, les composés volatils, en pénétrant de l'estomac et des intestins grêles dans le système artériel, dont le foie dirige le mécanisme (1), doivent nécessairement changer d'état, puisqu'ils changent de milieu et de densité; et ce qui en donne la preuve, c'est que les composés gazeux, formés dans l'estomac en vertu du pouvoir rayonnant du calorique tendant sans cesse à abandonner les corps dans lesquels il est combiné, à s'en échapper avec effort pour les décomposer et entraîner avec lui les fluides élastiques avec lesquels il a leplus d'affinité (*principalement l'hydrogène*), sont des fluides rares qui deviennent denses par l'effet des sécrétions qu'exerce sur eux le système circulatoire qui s'appropie les corps de sa nature, et renvoie le calorique qui les retenait dans l'état ga-

(1) Le foie est la synthèse des systèmes vasculaires, artériel et veineux; il est le centre des vaisseaux.

zeux; celui-ci, cherchant à se mettre en équilibre, se répand dans ce système pour donner au sang la chaleur qui lui est nécessaire; ce qui permet à l'oxigène de se combiner avec les molécules abandonnées par leurs premières liaisons, pour donner lieu aux composés vivants qui servent au développement et à la nutrition de nos organes. Mais comme le calorique libre tend sans cesse à combiner et à se mettre en équilibre, il se saisit de nouveau des principes qui peuvent se dégager de ces composés fixes, pour les volatiliser e les incorporer dans sa nature : c'est ce qui le retient sans cesse dans un état de combinaison, et l'empêche de se dissiper promptement.

Le dégagement considérable d'hydrogene et de carbone, qui a lieu lorsque le chyle passe dans le sang, prouve que ce composé est, en grande partie, un produit volatil; il fait connaître que ses parties ne sont que faiblement liées entre elles. En effet, les principes volatils se séparent dans le système artériel de la partie concrète qu'ils tiennent en suspension. Nous ne rechercherons pas ici les phénomènes auxquels ce dégagement donne lieu; nous nous bornerons à faire observer que la vie elle-même est le résultat de la composition de ces fluides volatils, qu'ils servent essentiellement à l'action de la circulation, qu'ils composent la nature du fluide nerveux, et qu'enfin ces mêmes fluides sont versés par les nerfs dans le poumon pour se condenser à leur tour, et composer la partie la plus précieuse du sang. Il est, en effet, constaté par les expériences de M. Magendie, que, quelle que soit l'origine de ces gaz, ils sont entièrement absorbés dans l'organe respiratoire (1).

L'on conçoit aisément que ces fluides volatils par-

(1) M. Magendie est donc en contradiction avec lui-même, puisqu'il admet, dans une circonstance favorable à ses hypothèses, ce qu'il rejette dans une autre qui leur est contraire.

En effet, puisqu'il reconnaît la présence de ces gaz dans l'estomac et les intestins grêles, pendant l'acte de la digestion, il devrait se rendre compte de leur assimilation dans le foie, pour la composition du sang veineux, de même qu'il admet l'absorption de ceux qui ont été transmis par le système artériel dans le poumon, pour la composition du sang rouge.

Nous verrons ailleurs que ces deux sortes de sang diffèrent essentiellement par leurs principes, ainsi que par les organes qui les fournissent et qu'ils ne sont pas transformés l'un dans l'autre, comme le prétend M. Magendie; parce que le sang veineux est un composé *sui generis*, qui contient une grande quantité d'azote destinée à la nutrition des organes de la locomotion; que la majeure partie de l'azote est l'un des élémens des matières animales, que ce gaz se reproduit dans l'estomac, par l'effet de la dissolution de ces matières (a), et qu'il est entièrement absorbé par le foie, pour la composition du sang destiné à fournir aux organes locomoteurs les principes nécessaires à leur entretien : de même que l'hydrogène et le carbone, qui composent essentiellement le chyle et qui, en raison de leur caloricité et de leur pesanteur spécifique, passent directement de l'estomac dans le système lacté ou artériel par la voie des vaisseaux absorbants, pour déterminer les sécrétions qui donnent lieu au battement des artères. Les principes volatils, qui se dégagent par l'effet de cette sécrétion, sont transmis dans le poumon, et composent le sang rouge en se combinant avec l'oxi-

(a) Voyez page 27, premier cahier du Journal de Physiologie expérimentale, par M. Magendie.

viennent dans le poumon par l'effet de la circulation ; qu'ils sont versés dans sa substance par les extrêmités capillaires, artérielles et nerveuses, et qu'en raison

---

gène que la respiration fournit à ces fluides gazeux qui, en vertu des lois de l'attraction et de la grande quantité de calorique dont ils sont pénétrés, attirent ce principe pour l'animaliser et former la partie la plus précieuse du sang; de même, dis-je, que ces fluides gazeux proviennent de la dissolution des matières végétales dans l'estomac, et reparaissent dans le poumon en raison de la volatilité que le calorique donne à ces gaz, qui traversent le système artériel, dans l'état élémentaire qui favorise leur union avec l'air vital et qui est propre à leur transformation organique et aux mouvemens qui en dépendent.

En effet, il est généralement reconnu que le chyle, en traversant le système artériel dans lequel il dépose sa partie solide, animalisée ou oxigénée, donne lieu à un dégagement considérable d'hydrogène et de carbone.

L'effet de cette sécrétion artérielle est d'incorporer la partie du chyle qui est animalisée ou oxigénée pour nourrir le cerveau ; de déterminer un dégagement de calorique qui donne lieu aux pulsations, en entraînant avec lui l'hydrogène et le carbone nécessaires à la composition du sang rouge dans le poumon. (Voyez la Nouvelle Doctrine, pages 136 et suivantes.)

Ainsi la conversion prétendue d'un sang dans un autre, est une véritable chimère et la science de la nature ne fournit aucune donnée, même vraisemblable, sur cette hypothèse, qui n'est pas plus fondée que celle du changement du silex en craie, et la conversion de celle-ci en magnesie. Les deux terres alcalines diffèrent de la première par leur composition, qui fait penser que l'azote est un de leurs principes et que leur nature est plus compliquée que celle du silex ; de même le sang veineux diffère essentiellement du sang rouge, en raison des organes opposés qui fournissent l'un

de leur nature combustible, et de la grande quantité de calorique dont ils sont pénétrés, ils saisissent avec avidité l'oxigène que leur fournit sans cesse la respiration, pour composer le sang rouge, et donner lieu à la chaleur animale, qui est le résultat de cette composition.

Ainsi le calorique, en décomposant les alimens, se combine de nouveau avec les corpuscules insensibles qu'ils renferment, lesquels, en raison de leur affinité avec lui, deviennent corps combustibles : il les volatilise et c'est dans cet état qu'ils se séparent dans les intestins de la matière molle qu'on appelle *chyme*, et qui devient excrémentitielle. Ces molécules, suspendues dans le calorique plus ou moins fortement selon leur nature animale ou végétale, parviennent dans le foie et dans le poumon, en vertu de la loi de l'attraction, par les vaisseaux capillaires, lymphatiques et

---

et l'autre, et des principes inverses qui font connaître leur nature différente et les usages propres qu'ils remplissent dans l'économie de nos corps.

Ces raisons paraîtront peut-être convaincantes aux hommes éclairés et sans prévention; mais je dois faire observer ici que nous sommes dans un moment d'envahissement et de doctrines privilégiées, et que celui qui ne craint pas de combattre les erreurs de quelques hommes qui, à la faveur d'un titre académique, s'arrogent le droit exclusif d'avoir de l'esprit et veulent être infaillibles, doit savoir que ses opinions seront regardées comme absurdes et rejettées sans aucun examen ; mais l'oubli fera justice de l'orgueil, et le temps fera disparaître ces systèmes qui défigurent la nature au lieu d'en tracer les caractères, puisque sa marche est aussi invariable que les lois éternelles qui la dirigent.

artériels ou lactés (1). C'est donc le foie qui les assimile et les réunit en séparant de ces composés volatils ceux qui deviennent fixes, et qui forment le sang veineux en abandonnant le calorique qui se combine de nouveau avec les molécules de sa nature volatiles et végétales (*l'hydrogène et le carbone qui n'ont pas été animalisés ou oxigénés dans le foie*,) pour composer le chyle, le répandre dans le sang artériel et lui donner son mouvement, sa chaleur et sa force.

Le calorique, en abandonnant les composés qui deviennent fixes dans le foie par cette soustraction, entraîne avec lui les principes les plus subtils des composés fixes, ceux avec lesquels il a le plus d'affinité,

(1) Les anciens n'ont point connu la route du chyle. Gaspard Asellius trouva ces vaisseaux en 1622 : il dit qu'ils tirent leur origine des intestins grêles et surtout de duodenum ; et qu'après avoir glissé entre les membranes du mésentère, avec les vaisseaux sanguins dont ils croisent la direction, ils parviennent aux glandes conglobées voisines, et surtout à une très-grosse, qui se trouve vers le milieu du mésentère des quadrupèdes, et qu'on a depuis appelée le pancréas d'Asellius, en cet endroit ils s'entre-croisent, forment des mailles, se réunissent, et les gros troncs qui en résultent, suivent la veine-porte jusques sous la face concave du foie où ils se perdent. MM. Tiedeman et Gmelin ont retrouvé dans les veines mésentériques, splénique et porte, les qualités des substances qu'ils avaient fait prendre aux animaux qui ont servi à leurs expériences; tandis que les réactifs chimiques n'ont pu faire reconnaître les substances colorées, ni dans le chyle du canal thorachique, ni dans celui des vaisseaux lactés ; ce qui prouve que le canal thorachique n'est pas la voie unique et exclusive à travers

pour les transmettre au poumon par l'effet de la circulation; c'est dans cet organe que ces molécules s'unissent, par le moyen de la respiration, avec l'air vital qui se substitue à la place du calorique qui les pénètre pour composer le sang rouge, et donner lieu au dégagement de calorique qui donne au poumon sa chaleur et sa force.

Ce dégagement est d'autant plus naturel, que les matériaux du chyle et de la lymphe ne sont pas liés dans le foie autant qu'ils doivent l'être, puisque la partie colorante du sang est indispensable à la composition du sang artériel : en effet ce n'est que par la liaison ou la combinaison intime de ses diverses parties, que sa composition est parfaite ; on conçoit aussi

---

laquelle les substances passent du canal intestinal dans la masse du sang. Il existe donc un passage pour porter ces substances, odorantes et colorantes, de l'estomac et du canal intestinal, dans la veine-porte. Voici comment les auteurs s'expliquent à ce sujet : « Ou tous les vaisseaux absorbants du canal intestinal ne s'abou- « chent pas au canal thorachique, et alors une partie de ces vais- « seaux s'anastomose aux veines qui concourent à former le sys- « tème de la veine-porte ; et c'est au moyen de ces vaisseaux ab- « sorbants que les substances prises dans l'estomac et dans le canal « intestinal, passent dans la veine-porte ; ou il existe un passage « immédiat à travers lequel ces substances sont portées de l'esto- « mac et du canal intestinal, dans les veines ; ou, enfin, ces deux « dispositions existent simultanément. » J'ai fait connaître les fonctions digestives et assimilatrices du foie, dans l'ouvrage que j'ai publié en janvier 1822, et qui a paru avant celui de MM. Tiedeman et Gmelin.

que ces assimilations sont sujettes à des altérations qui donnent lieu aux maladies des organes chargés de leur élaboration. C'est nécessairement le principe le plus volatil et le plus inflammable des alimens qui produit leur dissolution, en raison de son affinité avec le calorique; les autres principes qui les composent, doivent donc se dissocier en même temps.

La dissolution des alimens dans les corpuscules combustibles qui forment leur nature, est donc indispensable à l'action du cœur, à la circulation et aux mouvemens qui en dépendent : elle a lieu sous forme gazeuse en particules beaucoup moins grosses que des particules visibles, et le gaz hydrogène qui s'échappe en raison du calorique dont il se pénètre, et qui lui est fourni par la décomposition des alimens végétaux, entraîne avec lui des matières beaucoup plus lourdes, telles que le carbone : c'est ainsi que s'opère insensiblement le dégagement des matériaux chimiques qui composent les matières végétales et animales, et que se renouvelle sans cesse la chaleur nécessaire à la plus importante fonction de la vie.

La formation du gaz hydrogène a lieu dans l'estomac par suite de la décomposition de la matière sucrée si abondante et si généralement répandue dans les matières végétales et animales : c'est probablement le gaz inflammable, originairement fixé dans les matières alimentaires, qui est le véritable dissolvant chimique de ces substances, puisqu'il joue le plus grand rôle dans la digestion stomachale et respiratoire.

ARTICLE IV.

De la formation et composition du chyle.

Il est certain que c'est par l'action du foie, comme organe central des systèmes artériel et veineux dont il dirige le mécanisme, que se séparent les principes fixes des matières animales de ceux qui sont volatils et qui appartiennent aux matières végétales; qu'il combine les premiers avec l'oxigène atmosphérique pour les convertir en substances animales (*le sang noir*); tandis qu'avec les principes volatils des matières végétales qui composent le *chyle*, il donne au sang le mouvement qui le fait circuler pour chasser les fluides volatils vers le poumon où ils attirent l'air vital qui les transforme à leur tour en matières animales (1) (*sang rouge*). Ces fluides volatils que le sang renvoie constamment de sa masse, par la force de la circulation (2), parce qu'ils y rentrent sans cesse par l'effet de la digestion, sont donc des produits du

---

(2) Nous l'avons démontré dans la Nouvelle Doctrine. (Voyez pages 145 et suivantes.)

(1) On conçoit que le calorique qui ne devient pas libre reste ainsi combiné dans un corps solide, et qu'il devient partie constituante de l'organisme; ce qui était nécessaire pour qu'il se logeât dans nos parties.

chyle, qui se combinent avec l'oxigène de l'air pendant l'acte de la respiration (1), pour former le sang rouge dans le poumon.

C'est donc en raison de la volatilité de ces principes qu'ils ont besoin, pour se condenser, d'une grande consommation d'oxigène que leur fournit sans cesse la respiration (2).

Ce mécanisme fait connaître de quelle source vient la capacité de chaleur qui donne au poumon la température ou le degré de calorique nécessaire à la vie; il explique comment l'air vital, qui est sans cesse attiré vers cet organe par le calorique que ces fluides volatils y portent, est constamment décomposé pour servir

---

(1) « Lorsqu'on ne respire qu'une fois le même air, dit M. Thé- « nard dans son *Traité de chimie*, tome 3, page 592, le volume « de gaz carbonique qui se forme est le même que celui du gaz « oxigène absorbé; mais il n'en est pas ainsi lorsque ce même air « est respiré plusieurs fois: alors, au bout d'un certain temps, la « quantité de gaz carbonique qu'on y trouve est moindre que la « quantité d'oxigène qui disparaît. Les expériences de MM. Men- « zeis, Allen, Pepis et de Legallois, semblent ne laisser aucun « doute à cet égard. Legallois a même vu qu'en mettant des ani- « maux dans de l'air contenant une certaine quantité de gaz car- « bonique, ils en absorbent assez pour que le volume de l'acide, « au lieu d'augmenter, diminuât sensiblement. »

(2) C'est pour cette raison que la capacité du calorique dans le poumon est plus élevée que la température de l'estomac, qui n'est pas d'un degré suffisant pour s'opposer à la formation des composés volatils.

au renouvellement permanent de la chaleur animale, par suite du rapprochement et de la condensation des fluides gazeux dont le sang rouge est le produit.

On voit qu'une force double (*physique et chimique*) exerce dans le poumon son pouvoir sur la vie pour la formation du sang rouge et de la chaleur animale, et qu'une force de même nature exerce son double mécanisme dans l'estomac et dans le foie, pour fournir, d'une part, aux organes du bas-ventre le sang veineux nécessaire à leur entretien, et composer, de l'autre, les produits volatils qui dirigent l'action du système artériel.

Ainsi, il est nécessaire que les matières végétales et animales reprennent, dans l'estomac, l'état des matériaux qui composent les produits fixes et volatils auxquels leur dissolution donne lieu, pour que ces gaz puissent se réunir et se combiner par l'action des systèmes artériel et veineux pour fournir au sang la lymphe nécessaire à sa composition et à son mouvement, et lui donner, par le moyen du chyle, les fluides volatils dont il a besoin pour maintenir son activité.

Il est, en effet, reconnu que le passage du chyle dans le sang donne lieu à un dégagement considérable d'hydrogène et de carbone nécessaire à la circulation.

Le calorique et l'air manifestent donc leur puissance d'une manière qui rend leur présence et leur action sur la vie incontestables : pourquoi refuserions-nous un pouvoir analogue aux autres fluides organisateurs?

pourquoi ne rechercherions-nous pas, dans leur nature, les principes primitifs de la formation et de l'accroissement de l'homme et des animaux? pourquoi la science de leur organisation vitale demeurerait-elle stationnaire au milieu des faisceaux lumineux qui l'entourent? pourquoi, enfin, la digestion n'aurait-elle pas lieu par un mécanisme semblable à celui de la respiration, puisque ces deux fonctions s'exercent sous les mêmes influences (1), que leurs produits sont analogues, et qu'ils servent à un usage commun constaté par la composition du sang artériel?

C'est en raison des phénomènes que ces agens de la vitalité (*l'air et le feu*) déterminent sur les corps organiques, végétaux et animaux, et d'après ceux que présente la transformation des alimens dans nos organes, que nous définissons ces matières: des mélanges combustibles qui décomposent l'air à l'aide duquel ils s'animalisent ou se comburent dans les organes chargés de leur incorporation ou de leur assimilation organique, de laquelle résulte le renouvellement constant de la chaleur animale.

En effet, lorsque les alimens sont introduits dans la cavité buccale qui les reçoit pour les broyer, les diviser par les dents qui les disposent à l'action dissolvante du calorique qui les pénètre, ils s'y mêlent

---

(1) C'est pour cette raison qu'il se forme dans l'estomac, comme dans le poumon, du gaz acide carbonique, comme le constate l'analyse de M. Magendie sur les gaz intestinaux.

avec la salive et l'air atmosphérique, ils s'en imprègnent par l'effet de la mastication, et sont portés par la déglutition dans le pharynx et l'œsophage qui les transmet dans l'estomac où ils séjournent en raison de leur nature et des dispositions physiques et morales des individus. Ils s'y altèrent toujours, s'y dénaturent, et se convertissent en une matière molle par l'action du calorique qui s'empare des corpuscules combustibles qu'ils renferment : ces produits opposés passent ensemble dans les intestins grêles où arrive la bile qui se décompose en se mêlant avec cette pâte en dissolution, pour lui faire subir les nouveaux changemens qui séparent les composés gazeux, ou les corpuscules insensibles qui les forment, de ceux qui deviennent excrémentitiels.

ARTICLE V.

De la formation de la bile. — De son mode d'action dans l'économie animale.

On ignore complètement la manière d'agir de la bile; mais il est très-naturel de penser que la formation de l'hydrogène et de l'acide carbonique qui se dégagent sans cesse dans l'estomac et les intestins grêles, est due à la destruction des matières qui la composent, puisqu'en passant d'un lieu dense, qui est celui des organes qui la sécrètent, dans le tube intestinal, elle passe dans un milieu dans lequel le calorique et le fluide électrique qu'elle renferme, se développent nécesairement pour se mettre en rapport avec les gaz que contiennent ces organes, ce qui doit changer l'état de la bile et lui faire reprendre le mode élémentaire sans lequel elle ne peut exercer son action dans l'économie de nos corps.

En effet, l'hydrogène est le principe de la matière sucrée à laquelle la bile doit sa formation, et ce gaz, en raison de sa nature éminemment électrique, est toujours en mouvement dans l'estomac et dans le foie pour former de nouvelles combinaisons, puisqu'il concourt aussi à la formation du sang noir; mais ce qui donne une preuve complète des transformations constantes que la bile subit, c'est que celle qui n'a pas été employée dans son état gazeux, pour servir à de nouvelles compositions, est rejetée avec les matières fécales comme excrémentitielle et parfois en très-grande quantité.

D'ailleurs comment l'hydrogène qui compose essentiellement la bile, pourrait-il passer de l'estomac dans le foie par la voie des artères capillaires hépatiques, s'il n'était pas à l'état de gaz? quoiqu'il soit toujours mêlé avec d'autres gaz qu'il entraîne avec lui, parce que sa pesanteur spécifique est beaucoup moindre que celle de tous les autres fluides élastiques, en raison de la grande quantité de calorique qu'il renferme et qu'il laisse dégager dans ses diverses compositions. C'est pourquoi ne pouvant s'introduire dans ces canaux capillaires qu'en petit volume, il perd nécessairement une partie de son calorique; en se refroidissant, il se contracte et change d'état et de densité en changeant de milieu (*c'est à ce changement d'état que la bile doit sa formation*): elle est ainsi filtrée par les grains glanduleux du foie, et conduite au-dehors par le pore biliaire qui en verse une partie dans le duodenum au moyen du canal cystique, tandis que l'autre passe dans une poche qui lui sert de réservoir, et qui est connue sous le nom de vésical du fiel; elle y séjourne plus ou moins long-temps, y éprouve parfois des altérations remarquables qui changent sa nature, et donnent lieu à de certaines maladies de foie par suite desquelles cet organe contient quelquefois les 3/4 de son poids de graisse : mais lorsque, par une circonstance quelconque, la bile se retrouve dans sa première condition, c'est-à-dire, lorsqu'elle acquiert une nouvelle quantité de calorique, en passant dans un milieu rare, elle reprend nécessairement son état gazeux.

Il peut arriver aussi, et il arrive en effet, que tout le gaz hydrogène n'entre pas dans la composition de la bile, et dans ce même cas le gaz hydrogène surabondant a perdu une partie de son calorique par l'effet même de cette combinaison, c'est pourquoi il tend de nouveau à s'en saturer, et s'empare avec avidité de celui que l'oxigène de l'air, introduit dans l'estomac avec les alimens, abandonne pour que l'hydrogène puisse reprendre sa force primitive, et répandre dans le système artériel la chaleur et le mouvement.

dont il a besoin pour donner lieu aux sécrétions qui en dépendent. Il en résulte que l'oxigène, débarrassé de son calorique, prend, en vertu des lois de l'attraction, la route inverse (1) qui le force de s'unir à son tour avec les molécules (*le carbone et l'azote*) que les alimens fournissent à son action.

En effet, la soustraction du calorique place l'oxigène de l'air en rapport direct avec le carbone et l'azote, puisque cette soustraction met l'oxigène dans un état électrique négatif par rapport à ces gaz, ce qui le force d'attirer ces matières et de se combiner avec elles dans les veines capillaires hépatiques pour donner lieu aux composés qui forment la nature du sang veineux.

C'est donc dans les molécules les plus intimes des alimens et dans les systèmes capillaires que se trouvent toutes les conditions de l'organisation et de la vie.

Ainsi c'est dans l'estomac et les intestins grêles que

(1) La nature a évidemment tracé la route différente que doivent prendre ces matières diverses, en raison des principes qui les distinguent et des organes opposés auxquelles elles doivent fournir les matériaux nécessaires aux fonctions inverses dont ils sont chargés; puisque la direction des veines hépatiques destinées à porter le sang veineux dans la veine cave est essentiellement opposée à celle de la veine-porte hépatique qui sert à la production de la bile (*dont les usages sont, sous bien des rapports, différents de ceux qu'on lui attribue*) et que leurs rameaux se croisent à peu près à angle droit; ce qui prouve que ces divers systèmes charient des matières de nature différente. Cette observation, *à laquelle je prie le lecteur de s'arrêter*, n'est pas hypothétique, puisqu'elle se rapporte complètement aux expériences ingénieuses de MM. Tiedeman et Gmelin, *sur la route que prennent diverses substances pour passer de l'estomac dans le sang*. Leurs résultats sont relatés dans le Journal des Savans du mois d'avril 1822. Nous les rapporterons ailleurs.

les corpuscules combustibles des alimens se séparent les uns des autres par l'action du calorique qu'ils renferment et de l'hydrogène de la bile, et c'est dans le foie qu'ils se réunissent et se comburent par l'action l'oxigène pour composer le sang noir.

C'est donc aux dépens de la destruction de la matière sucrée que se forme la bile, dont l'hydrogène compose la partie dominante; c'est lui qui se répand dans les intestins grêles pour favoriser la dissolution des alimens, parce que la bile, en se mêlant avec eux, tend sans cesse, ainsi que tous les corps organisés, à passer à un état de composition plus simple.

Ainsi l'hydrogène, qui compose principalement la matière sucrée, s'empare du calorique originairement combiné dans les alimens pour produire la séparation des corpuscules combustibles qu'ils renferment. C'est pour cette raison que les organes du bas ventre et principalement l'estomac et les intestins sont les siéges habituels des phlegmasies.

C'est donc l'hydrogène de la bile, qui, par l'action du calorique des alimens, opère dans l'estomac et les intestins grêles, la séparation des corpuscules combustibles qui, fondus dans le calorique, composent les gaz, qui se réunissent et se combinent dans le foie par l'action de l'oxigène.

On voit avec évidence que l'air et le feu sont les principaux agens de l'organisation, et qu'il y a une analogie remarquable entre les produits qui résultent de l'action des élémens sur les composés végétaux qui leur doivent leur formation, et les composés animaux auxquels la dissolution des alimens donne lieu dans le foie et le poumon pour la composition des diverses parties du sang.

Il paraît donc certain que les matières végétales principalement composées d'hydrogène et de carbone, reparaissent dans le poumon sous leurs formes primitives pour s'unir avec l'oxigène atmosphérique dans de nouvelles proportions qui changent leur état et les convertissent en matières animales.

Nous entrerons ailleurs dans de plus grands détails sur la décomposition de la matière sucrée que la bile renferme abondamment; puisque c'est nécessairement par son moyen que s'opère la dissolution des alimens.

ARTICLE VI.

De la source de la chaleur dans les divers organes de l'économie animale. Du différent degré de caloricité de ces organes.

En recherchant la nature des matières alimentaires, dont la bile fait partie essentielle, en la comparant, par la voie de l'analyse, aux produits de leur dissolution, l'on reconnaît que la production de la chaleur, dans chaque organe assimilateur, est l'effet immédiat des composés qui s'y forment, ou de la combinaison des matières qui les constituent (1) ; que la respiration étant la première fonction de la vie, c'est en raison de la nature et de la grande consommation d'air qu'elle exige pour s'unir aux produits de la digestion, que le poumon transmet au sang artériel une capacité de chaleur relative à cette consommation, et au composé auquel elle donne lieu (*le sang rouge*).

C'est donc dans le poumon que se forme le sang rouge, et que se renouvelle la chaleur au degré nécessaire à l'action des facultés organiques, ainsi qu'à celle du sang qui est leur produit : cela prouve que

(1) Les alimens se composent de l'air, des matières végétales et animales. Les organes digestifs sont le poumon, l'estomac et le foie.

la température du poumon ne doit pas être la même que celle de l'estomac et du foie, puisque chacun de ces organes manifeste son pouvoir sur la vie par des produits qui diffèrent en raison des matériaux qui les fournissent : en effet, le foie et le poumon dirigent les forces organiques, tandis que l'estomac dirige les forces inverses animales ou nerveuses.

Cette vérité nous conduit à conclure, que le calorique de ces organes n'émane pas de la même source, et qu'il se renouvelle sans cesse dans chacun d'eux, en raison de la nature plus ou moins combustible de la substance soumise à son action.

En suivant ainsi la succession des phénomènes que présente l'assimilation des alimens à nos parties vivantes, l'on reconnaît que ces divers phénomènes se lient aux transformations constantes de la nature; qu'ils ont lieu sous les mêmes influences, et qu'ils sont suivis des mêmes résultats.

C'est donc le phénomène le plus remarquable (*la chaleur animale*) qui résulte de ces transformations, qui doit faire connaître le mode de leur dissolution et de leur nouvelle assimilation; suivons ce mécanisme dans les différents organes.

En effet il se fait dans l'estomac un mouvement qui s'excite entre les molécules les plus intimes des alimens, parce que le calorique qu'ils renferment cherche à se dégager en vertu de son pouvoir rayonnant; et c'est en raison de l'affinité du calorique avec l'hydrogène que ce principe inflammable, originairement combiné dans les corps organisés végétaux et animaux, en est séparé, et entraîne avec lui les corps de sa nature pour former des composés nouveaux qui ont une nature toute différente des premiers (1) ; tandis que l'oxigène introduit dans nos organes pendant la déglutition, en raison de son affinité élective pour les molécules de sa nature que les alimens décomposés fournissent à son action, déplace, en se dépouillant lui-même de son calorique, celui qui tient dans l'état gazeux les molécules combustibles, pour qu'elles puissent être portées par les vaisseaux absorbants dans l'organe principal de la digestion; celui-ci, en raison des sécrétions qu'il détermine, les combine, les combure, en les oxigénant, pour leur donner l'état physique qui convient à la composition des diverses parties du sang : le calorique, devenu libre par l'effet de ce mécanisme organique, se répand,

(1) Cela est sensible, puisque la partie excrémentitielle est dans un état de putréfaction très-manifeste ; elle diffèredans sa composition, en raison de la nature des alimens, de leur quantité, et des dispositions individuelles qui modifient les fonctions organiques ; ce qui prouve que ces matières doivent toujours contenir une certaine quantité de matières nutritives, relative aux dispositions que nous venons d'indiquer; mais elles sont principalement formées des débris de végétaux et d'animaux, leur partie terreuse ; et ce qui le confirme, c'est que les excrémens des chiens, qui ne se nourrissent que d'os, sont blancs, et ne renferment qu'une partie analogue à la composition terreuse de ces organes. La partie nutritive des alimens est donc gazeuse ; la conséquence est naturelle et rigoureuse.

en vertu de son pouvoir rayonnant, dans tout le système circulatoire; tandis que l'air vital qui a pris sa place rapproche et condense les molécules de sa nature pour composer le chyle et la lymphe qui sont les produits de leur mutuelle combinaison.

D'après cela, il est naturel de conclure qu'il n'y a point de dégagement de chaleur sans consommation d'air vital, et que cette absorption donne lieu à des combinaisons intimes d'une nature différente de celle des premiers composés.

Ainsi, c'est nécessairement l'oxigène qui préside à toutes les transformations qui unissent diversement entre eux les principes combustibles des alimens végétaux et animaux, au moyen d'une combustion qui en dégage le calorique, les rapproche et les condense pour en former les nouveaux composés qui donnent lieu au chyle et au sang noir.

La chaleur animale, ou la vie elle-même, est donc le résultat de la combinaison des principes combustibles des alimens avec l'air vital; ce grand phénomène donne lieu à l'assimilation des principes constitutifs des alimens à nos parties vivantes.

Nous allons tâcher de le démontrer.

En effet, la combustion donne lieu à toutes ces transformations qui s'exercent sans cesse dans l'économie des corps vivants; c'est elle qui explique le grand phénomène de la reproduction de l'homme (1),

(1) Voyez la Nouvelle Doctrine sur la reproduction de l'homme.

ainsi que les changemens continuels qu'on observe à la surface du globe, soit par les matières minérales qui la recouvrent, soit par la décomposition lente des débris des végétaux et animaux privés de la vie, soit par la respiration des nombreuses classes d'animaux qui rampent sur la terre ou qui traversent l'atmosphère; c'est la cause principale qui fait verser la proportion des deux élémens de l'air, en sorte que celui-ci deviendrait bientôt un foyer de destruction pour la vie, si cette altération n'était pas sans cesse corrigée par une véritable décombustion que la nature a confiée aux végétaux.

L'air est donc l'agent général de la transformation des corps, laquelle est le phénomène le plus universel de la nature.

Mais comment peut s'établir l'influence directe nécessaire entre cet élément gazeux et les matières solides et liquides qui composent les alimens, pour que celui-ci puisse transmettre sa vitalité à des substances mortes, et faire partie constituante des produits qui résultent de leur combustion ou de leur transformation réciproque? C'est ce que nous allons examiner.

ARTICLE VII.

Du mécanisme de la transformation des alimens en composés fixes, le sang noir et le sang rouge, par l'action du foie et du poumon où l'oxigène exerce une influence inverse à celle du calorique qui donne lieu aux composés volatils qui se forment dans l'estomac et les intestins grêles. — Causes de la différente caloricité de ces organes.

Si l'on cherche à approfondir le travail de la digestion, on reconnaît que les alimens jouent un rôle presque mécanique dans cette opération; que l'appareil gastrique agit, en raison de sa force organique, sur l'air qui est le principe et l'aliment de cette force; qu'il divise ses élémens, qu'il dénature la substance même de l'aliment, sépare les matériaux divers qui la constituent, en combine de nouveau une partie, et donne naissance à des fluides pourvus de propriétés physiques et chimiques spéciales, c'est-à-dire, pourvus des facultés qui constituent la vie, et qui diffèrent essentiellement des substances qui fournissent les matériaux de leur composition.

Il y a donc transformation totale de la matière alimentaire, puisque d'une substance morte il en résulte un produit vivant; c'est évidemment l'air qui opère cette transformation. En effet, l'oxigène est le principe de la force vitale, il s'empare sans cesse avec avidité de tous les matériaux qu'il trouve à sa convenance ou à sa disposition, pour les façonner à sa manière, leur donner les formes analogues aux corps dans lesquels il les fait passer, en les animant de son principe; il doit donc se combiner avec les corpuscules alimentaires qu'il s'est appropriés, en se mêlant avec les matières qui les renferment: c'est dans cette fin qu'il est dissout dans le calorique, lorsqu'il se présente à elles, pour que celui-ci puisse diviser et dissoudre leurs parties constituantes; il abandonne le corps solide qu'il renferme, lorsque l'hydrogène de la bile, s'emparant du calorique, pour donner au sang artériel sa chaleur et sa force, fait prendre aux corpuscules alimentaires, devenus solides par cette soustraction, les formes physiques nécessaires à la composition du sang, à laquelle elles sont destinées. Ainsi il y a attraction nécessaire entre le calorique de l'air vital et les corps solides que renferment les alimens: puisque ceux-ci, étant dissous dans le calorique, prennent l'état gazeux qui constitue la nature des composés volatils que produit la dissolution des alimens. C'est de-là que résulte l'affinité qui existe entre les particules dissemblables (*puisqu'elles proviennent d'alimens végétaux et animaux*) que l'estomac fournit à l'action de l'air vital, pour les assimiler et composer la nature du sang artériel; c'est pour cette fin que le chyle et la lymphe, qui sont les produits de la combinaison de ces principes avec la base solide de l'oxigène, par l'effet de la soustraction du calorique que le foie enlève à ces molécules pour répandre dans le système circulatoire la chaleur dont il a besoin, manifestent leur pouvoir sur la vie, en composant le sang qui est le résultat de leur combinaison.

Ainsi le sang se forme nécessairement par la combinaison de l'air avec les corpuscules combustibles des alimens, et les parties qui le composent ne diffèrent entre elles qu'en raison des divers degrés de combustion ou d'oxigénation qui les distinguent.

C'est donc l'air vital ou l'oxigène qui extrait des alimens les principes de sa nature pour se les assimiler et leur donner la vie qui constitue son pouvoir : les alimens portent seulement dans l'estomac, le foie et le poumon, les matériaux nécessaires à la composition des fluides que cet air rapproche, assimile et condense pour en former des corps sensibles (*le chyle, le sang rouge et le sang noir*), auxquels il donne sa nature; ainsi c'est lui qui dirige toutes les mutations, que les fluides, qui composent le sang, éprouvent dans leur nature intime, soit à l'état de vie, soit après la mort des corps qui leur doivent l'existence.

Ce n'est donc qu'en pénétrant dans la nature intime, ou en recherchant la composition chimique de ces diverses productions qu'on pourra trouver les rapports et reconnaître les points de contact qui doivent lier ces substances par suite de leur combustion, et qu'on pourra juger des effets directs que ces matières exercent sur l'organisme pour déterminer les sensations et les fonctions de la vie qui en dépendent.

Si l'on scrute avec attention les sentimens internes que les alimens font naître, en raison de leur nature végétale ou animale, et les changemens organiques auxquels ils donnent lieu, l'on aura la conviction que ces substances, qui sont des composés compliqués physiques et chimiques, déterminent sur nos organes des impressions de nature différente en raison des produits fixes ou volatils auxquels leur décomposition donne lieu, et qu'elles manifestent leur pouvoir sur l'organisation par un mode d'action analogue à la nature des matériaux qui les composent. Ainsi les individus des différents climats qui se nourrissent d'alimens dont la composition chimique est différente des nôtres, ne nous ressemblent ni au physique ni au moral; ils diffèrent par leurs attributs extérieurs, par la couleur de leur peau, par leur tempérament, leur génie et leurs mœurs; parce que les alimens et l'air ont, dans ces différents pays, une constitution analogue aux climats.

Le pouvoir des alimens a donc sur nous une double source :

La première vient de l'impression immédiate que font sur nos tissus vivants, les molécules chimiques de ces substances, lesquelles pénètrent dans les systèmes artériel et nerveux avec toutes leurs propriétés.

La seconde vient du degré d'assimilation ou de la

qualité plus ou moins fixe ou *oxigénable* de chaque substance alimentaire en raison des principes qui la composent, lesquels diffèrent d'après sa nature végétale ou animale.

Si nous parvenons à déterminer ces différences qui dépendent de l'action des organes et de la nature des matières combustibles, il sera facile de constater que les matières alimentaires sont en rapport permanent et direct avec l'air vital, soit pour produire les sensations, soit pour fournir aux organes les fluides réparateurs auxquels ils doivent leur développement et leur force.

L'impression immédiate que font sur nos tissus vivants les molécules chimiques des matières alimentaires, est l'effet du calorique et du fluide électrique introduit dans l'estomac avec ces matières; ces fluides tendent à les diviser et à réduire à un état de composition plus simple, les composés compliqués végétaux et animaux, en les séparant les uns des autres, en raison de la solubilité différente qui résulte de la proportion diverse de nombre et de quantité dans les principes qui constituent ces matières; ce qui les rend plus ou moins susceptibles de rester combinées avec eux; ces fluides élastiques doivent donc nécessairement déplacer les molécules constituantes de ces matières et former de nouvelles combinaisons binaires ou ternaires, selon le degré de fixité, ou selon l'affinité différente de ces corps, avec l'oxigène avec lequel se combinent ceux qui ont plus de rapports avec lui qu'avec le calorique et le fluide électrique qu'ils abandonnent pour opérer leur combustion, et former leur union avec le principe qui doit produire leur transformation organique.

La transformation organique des produits (*le chyle, le sang noir et le sang rouge*) qui résultent de la combinaison de ces élémens, est généralement reconnue; leur transformation vitale a lieu par le renouvellement constant de la chaleur animale qui est l'effet et le résultat de la composition de ces produits, ou de la combinaison des élémens à laquelle est due leur formation.

Il est, en effet, évident que la chaleur animale doit être renouvelée dans l'estomac, dans le foie et dans le poumon, par suite de la composition des produits qui s'y forment, et que le calorique et le fluide électrique, devenus libres par l'effet de la condensation des nouveaux composés, se combinent de nouveau, en raison de leur élasticité et de leur ténuité, avec les principes les plus volatils des nouveaux composés, pour donner au sang le mouvement nécessaire à la circulation.

Ainsi l'oxigène ne se combine lui-même avec les matériaux que les alimens fournissent à son action, que lorsqu'il a abandonné le calorique qui le retient sous forme gazeuse: c'est donc l'action physique du foie, qui est la synthèse des systèmes vasculaire, artériel et veineux, qui réunit ces matériaux par l'effet des sécrétions qu'il détermine pour condenser ou rapprocher, par le moyen de l'oxigène, les molécules qui composent le chyle et le sang noir; parce que les corpuscules combustibles des alimens tendent à se réunir, en vertu des lois de l'attraction, pour se rapprocher de la nature du sang qui est leur produit; elles doivent donc perdre le calorique qui les tient dans l'état gazeux, pour arriver à l'état physique qui convient à leur nature organique; tandis que le calorique qu'elles abandonnent donne au sang le mouvement et la chaleur qui sont la suite de sa pénétration dans les parties qui le composent.

C'est donc l'oxigène qui déplace le calorique pour s'emparer des principes que celui-ci a dissociés en se dégageant, pour les soumettre à son action; et le déplacement du calorique a pour objet de rapprocher, réunir et assimiler les matériaux qui composent le chyle, le sang noir et le sang rouge.

On voit que le calorique se dégage et se combine sans cesse, et que dans ses transformations constantes il laisse échapper une portion de chaleur qui fait place aux corps qui se combinent avec lui; le calorique qui devient libre, dans ces diverses circonstances, produit la chaleur du sang, laquelle se perd et se répare constamment pour porter la vie dans toutes nos parties.

Nous verrons ailleurs que les composés volatils qui forment le chyle (*le chyle est composé d'une partie fixe et concrète qui se dépose dans le sang dont il fait partie intégrante, et d'une partie volatile*) s'animalisent et se combinent à leur tour avec l'oxigène atmosphérique que leur fournit la respiration, et que c'est dans cette fin qu'ils sont versés dans le poumon où ils composent la partie la plus précieuse du sang, pour former, avec le chyle et la lymphe, les trois parties qui constituent la nature du sang artériel.

Les mouvemens vitaux et organiques sont donc les résultats nécessaires de la décomposition de l'air et des alimens dans les corpuscules combustibles qui les composent, et qui se réunissent en diverses proportions, par l'action des organes qui les comburent, pour l'exercice des facultés qui constituent la vie générale.

Il est hors de doute que le développement de la chaleur animale est dû, dans les parties inférieures au diaphragme, à l'hydrogène et au carbone qui se dégagent sans cesse dans l'estomac, et qui parcourent le système artériel pour y transmettre cette chaleur qui est constamment renouvelée, au moyen des sécrétions dont le foie et le poumon sont les foyers.

Ainsi les sécrétions que l'influence réciproque de l'estomac et du foie détermine, en raison des produits opposés qui résultent de la dissolution des matières végétales et animales, ont pour objet de séparer les principes impondérables des substances alimentaires, des corps solides qui constituent leur nature organique, et qui se réunissent en raison de cette soustraction, pour donner lieu aux produits physiques qui forment le chyle et la lymphe. Ces compositions ont pour résultat de déterminer, d'une part, la chaleur animale qui est l'effet de l'action réciproque des élémens qui se combinent pour former les composés qui fournissent au sang ses parties concrète et lymphatique; c'est par un mécanisme semblable que le poumon agit sur les corpuscules combustibles que le chyle fournit à l'organe respiratoire par l'action du système artériel, lesquels se combinent, pendant l'acte de la respiration, avec l'oxigène atmosphérique pour déterminer les phénomènes qui donnent au sang rouge *sa nature organique.*

C'est donc par l'action inverse du calorique et de l'oxigène que se réunissent et se combinent dans le poumon les gaz qui composent la partie rouge du sang, et qui, par l'effet de leur combinaison, renouvellent sans cesse la chaleur sans laquelle la vie ne peut se maintenir ni se réparer.

Ce mécanisme, essentiellement vital, puisqu'il a lieu sous l'influence et par la combinaison des élémens de la nature, transforme donc les gaz qui composent le sang rouge (*l'hydrogène, le carbone et l'oxigène*) en partie sensible ou physique, puisqu'il est le produit de leur combinaison, laquelle donne en même temps au poumon la chaleur et la force qu'il puise dans le calorique qui se dégage sans cesse par l'effet de cette transformation organique. Le chyle et la lymphe se composent nécessairement d'une manière analogue par la combinaison des gaz de diverses natures que l'estomac envoie dans l'organe principal de la digestion, pour réunir ou assimiler les matériaux nécessaires à la composition du sang artériel.

En effet, ces trois parties ne diffèrent entre elles qu'en raison de la quantité de carbone et d'une quantité relative d'oxide de fer que renferment les matières végétales, dont les principes, combinés par l'intermède de l'air, composent le chyle et le sang rouge; tandis que les matières animales, principalement destinées à la formation du sang noir, renferment beaucoup d'azote et une quantité de carbone et d'oxide de fer relative à la partie végétale que renferment les premières. Ce qui en donne la preuve, c'est que celles-ci se dépurent dans le foie (1) pour se débarrasser de la

(1) Nous avons dit dans la Nouvelle Doctrine que le sang noir se dépurait dans le foie, que la partie végétale de ce sang formait la bile, et que cette dépuration donnait lieu à la composition de la lymphe qui circule dans le système veineux. Si ces propositions sont fondées, c'est nécessairement la partie végétale du sang noir qui forme la bile, c'est aussi cette partie végétale qui forme le chyle et le sang rouge, parties qui ne diffèrent entre elles qu'en raison de leur oxigénation diverse. C'est parce que l'hydrogène et le carbone du chyle s'emparent avec avidité de l'oxigène atmosphérique, pour parvenir au *summum* d'oxidation nécessaire à la composition du sang rouge, qu'ils donnent lieu aux pulsations des artères, et qu'ils dirigent le mouvement du sang au moyen des principes que les végétaux fournissent pour entretenir son activité; tandis que le sang veineux, débarrassé, par la formation de la bile, de sa partie végétale, circule tranquillement dans ses canaux.

C'est donc la partie végétale des alimens qui préside à la circulation et à la digestion, c'est elle qui fournit la partie ferrugineuse et colorante que renferme le sang rouge; ce qui rend compte du

partie végétale qu'elles contiennent : c'est cette partie qui forme la bile. *Ces principes combinés sont donc nécessaires à l'action animale dont ils déterminent la nature.* La proportion diverse de ces principes combustibles dans les matières végétales et animales détermine leur affinité relative avec l'oxigène, et donne lieu aux divers degrés d'oxigénation qui les distinguent.

Ces produits alimentaires végétaux et animaux diffèrent donc essentiellement entre eux, en ce que le chyle renferme une grande quantité de carbone et d'hydrogène, ce qui est sensible par le dégagement considérable de ces matières, auquel donne lieu son passage dans le sang; tandis que le sang noir, qui a perdu dans le foie sa partie végétale, destiné à la composition de la bile, contient beaucoup d'azote et moins de principes inflammables que le chyle. C'est probablement pour cette raison que le sang noir, qui devient sang veineux en raison de cette dépuration qui le débarrasse de sa partie végétale, ne donne point de pulsations sensibles, au moins dans les veines d'un moindre calibre.

Le sang rouge diffère des deux premières parties du sang, en ce qu'il renferme plus de matières combus-

---

degré considérable d'oxigénation dont elle a besoin pour opérer son animalisation ou son incorporation dans le système artériel. Il est par-là évident que les principes des végétaux déterminent nos sensations et les mouvemens qui en dépendent.

tibles, parmi lesquelles l'oxide de fer domine; ce qui explique son degré considérable d'oxigénation, et rend compte des phénomènes qui accompagnent sa combustion.

En sorte que l'on peut avancer avec certitude que le carbone et l'hydrogène sont les principes dominants dans le chyle, que l'azote et le carbone forment en grande partie le sang noir ou veineux, et que l'oxide de fer compose essentiellement la partie rouge du sang artériel; puisque, soumise à la distillation, elle fournit un charbon dont la cendre ne contient que des traces de fer.

C'est donc de la consommation de l'oxigène nécessaire à ces oxidations que dépend le degré de température qui constitue la chaleur animale, et qui se dégage sans cesse dans le poumon par l'effet de la respiration; mais comme il se perd de cette chaleur par l'effet même de la circulation, et en raison du pouvoir rayonnant des corps avec lesquels le calorique est en contact, il est naturel que le degré de chaleur qui se répand dans les organes du bas-ventre par l'acte de la circulation, ne suffirait pas pour l'exercice de ces organes, si la chaleur qui leur est nécessaire n'était pas sans cesse renouvelée par l'action immédiate et par la force propre de chaque organe assimilateur. En effet, chaque organe travaille pour son propre compte à la réparation des forces qui entretiennent son activité. On conçoit que par ce moyen chacun d'eux possède le degré de chaleur que lui fournissent les matériaux sur lesquels il exerce son action, et que ce degré doit être proportionnel à la fonction de l'organe assimilateur, et à la nature plus ou moins combustible ou oxigénable des gaz dont il doit faire la dépuration et l'assimilation. Il y a donc combustion lorsqu'il y a assimilation.

Mais ce qui confirme que la chaleur animale se répare en grande partie par l'effet de la nutrition, tandis que la respiration fournit la capacité de cette chaleur *au degré* nécessaire à la vie, c'est que la température du sang rouge, qui est un produit de la respiration, n'est pas plus élevée que d'environ un degré de celle du sang veineux qui est un produit de la digestion (1).

En effet, le sang noir, qui est le produit des matières animales décomposées, devient sang veineux dans le foie par la séparation des principes végétaux combinés avec lui, puisque ceux-ci servent à la composition de la bile; cette séparation est le résultat

(1) Suivant M. John Davy, dont M. Thénard rapporte les expériences, la capacité du sang veineux pour le calorique est sensiblement la même que celle du sang artériel; et sa pesanteur spécifique en diffère à peine. Cependant nous pensons que le degré de calorique qui se dégage dans le poumon pendant la formation du sang rouge, doit être plus élevé que celui qui résulte de la formation du sang veineux dans le foie par suite de la sécrétion de la bile; parce que dans la première opération la combustion est plus rapide en raison de l'oxigénation plus forte ou de la quantité d'oxigène nécessaire pour en obtenir le résultat.

nécessaire de l'affinité élective de l'oxigène pour les matières combustibles qui forment les principes de nature animale : elle ne peut donc avoir lieu sans dégagement de chaleur.

Le foie fournit ainsi pour l'entretien des organes du bas-ventre, qu'il nourrit particulièrement, le calorique nécessaire à leur activité; de même que le sang rouge (*produit de l'air vital et des principes végétaux animalisés par lui dans le poumon*) fournit au cœur, par la combustion de ces principes dans l'organe respiratoire, le calorique au degré fixé par la nature pour l'entretien de la plus importante fonction de la vie: puisque toutes les autres sont sous la dépendance immédiate de la respiration, dont le sang rouge et la chaleur animale sont les résultats notables.

Il est par-là évident que les alimens et l'air concourent dans le poumon à la production de la chaleur au degré nécessaire à la vie, et que, par l'effet de la circulation, elle est distribuée uniformément dans toutes les parties de l'économie animale; mais que la chaleur qui détermine la force propre de chaque organe assimilateur, dépend de la nature plus ou moins combustible de l'aliment soumis à son action.

Il est aussi facile de remarquer que les mêmes matériaux, diversement combinés avec l'air vital, composent chacune des parties du sang, et qu'elles ne diffèrent entre elles que par la proportion diverse de leurs principes constituants ; et puisque les gaz volatils, qui se forment dans l'estomac, se fixent et se comburent dans le poumon en s'emparant de l'oxigène de l'air qui leur fait abandonner le calorique pour composer le sang rouge, il est naturel de conclure que la combustion des alimens a lieu dans le foie d'une manière semblable; puisque leur décomposition fournit à l'action de l'air vital, qui se combine avec eux par l'effet de la mastication, de la déglutition, etc., les mêmes matériaux qu'il combure pour les faire passer dans les nouvelles combinaisons qui forment le chyle et le sang noir. Ces produits sont l'un et l'autre des matériaux nutritifs qui doivent s'animaliser pour acquérir notre propre nature. Or, l'animalisation de ces matières ne peut avoir lieu que dans le système artériel, par l'influence nécessaire du sang rouge avec lequel elles sont mises en contact pour prendre sa nature et ses qualités, puisque ce n'est qu'après avoir circulé dans le système artériel, que le chyle et la lymphe fournissent aux organes les matériaux de l'animalisation, ou les produits nécessaires à leur entretien et à leur développement.

En effet, la lymphe ne devient propre à composer la chair musculaire, dont l'azote forme la base, que lorsqu'elle a circulé dans le système artériel; de même le chyle prend la nature animale en se mêlant avec le sang, puisqu'il en compose principalement la partie concrète destinée à former la fibrine cérébrale. « La fibrine de chyle, dit M. Thénard, est un peu » différente de la fibrine proprement dite: elle n'en a » ni la contexture fibrine, ni la force, ni l'élasticité;

» il semble, enfin, que ce soit de l'albumine qui com-
» mence à prendre le caractère de fibrine. »

Il est donc évident que chacune des parties du sang a ses caractères propres, et qu'elles ne se convertissent pas l'une dans l'autre; mais que le sang rouge communique ses propriétés vitales aux fluides avec lesquels il circule. Il résulte de l'analyse des diverses parties du sang que la partie rouge de ce fluide diffère essentiellement des deux autres, non-seulement par la grande quantité d'oxide de fer qu'elle renferme, mais encore par d'autres caractères qui, quoique inconnus en partie, ne démontrent pas moins que la force vitale réside essentiellement dans les principes qui composent sa nature, et qu'elle est le résultat de la combinaison des matériaux les plus subtiles, les plus inflammables et électriques des alimens, puisque la chaleur, au degré nécessaire à la vie, est le produit de cette transformation dont le poumon est le foyer; tandis que les deux autres parties du sang ne diffèrent l'une de l'autre qu'en raison de l'oxidation différente des matériaux inverses (*le carbone et l'azote*) qui composent les matières végétales et animales.

Ainsi, le sang rouge transmet sans cesse ses forces au chyle et à la lymphe, avec lesquels il se mêle dans le système artériel; c'est pour cette raison qu'il se répare sans cesse dans le poumon au moyen des forces propres aux principes qui le composent. L'absorption du sang rouge dans le système artériel a donc lieu en raison inverse de sa composition dans le poumon ; effet qui produit un dégagement de calorique dans les deux circonstances par un mode d'action opposé et relatif aux changemens qui en résultent pour la composition du sang artériel, lesquels font connaître que l'oxidation des principes des matières animales et végétales est le mode au moyen duquel s'opèrent les transformations organiques, et que la chaleur animale est le résultat de ces compositions. La formation du sang rouge a donc pour objet de compléter la composition du sang artériel, ou de rendre parfaite l'oxidation des matières végétales et animales, afin de transmettre aux molécules, avec lesquelles il se mêle, la cohésion nécessaire à leur assimilation, ou de donner à l'hydrogène, au carbone et à l'azote, qui composent essentiellement ces matières, les qualités nécessaires à l'incorporation à laquelle elles sont destinées. L'hydrogène, en raison de sa nature essentiellement gazeuse, se dégage sans cesse de ces combinaisons (1), et s'empare du calorique que le chyle et la lymphe abandonnent pour faire place au sang rouge, et composer, avec ces divers produits, le sang artériel; c'est par ce moyen que se maintient la chaleur de ce composé vital.

C'est donc l'hydrogène qui constitue le produit volatil des alimens, principalement dû à la décomposition de la bile qui, en se mêlant avec eux, tend

(1) Voyez Chimie de M. Thénard.

sans cesse, ainsi que tous les corps organisés, à passer à un état de composition plus simple. Cet effet résulte de l'affinité du calorique des alimens avec l'hydrogène qui forme la base de la matière sucrée à laquelle la bile doit sa formation; cette décomposition donne lieu à la production de l'acide carbonique, comme nous l'avons déjà expliqué.

L'hydrogène est ainsi toujours retenu à l'état gazeux par le calorique qu'il absorbe sans cesse, ce qui favorise l'action de l'air vital sur les molécules que les alimens fournissent à son influence; en se volatilisant il entraîne avec lui du carbone pour servir à la composition du sang rouge dans le poumon. C'est cette partie colorante qui, en se mêlant avec le chyle et la lymphe, déplace nécessairement, à son tour, les parties les plus volatiles pour transmettre sa chaleur dans toutes nos parties, et faciliter la circulation qui est son principal objet.

L'on voit que la nature retient toujours le calorique combiné dans une base solide, pour empêcher la dissipation trop prompte de ses principes, et se loger dans l'organisation.

On est donc forcé de convenir que ces produits (1) s'animalisent en se mêlant avec le sang rouge; mais qu'ils conservent, dans le système artériel, les qualités qui leur sont propres; ce qui confirme cette vérité, c'est que les parties animalisées, auxquelles ces produits donnent lieu, conservent la nature des principes qui

(1) Le chyle et la lymphe.

les composent, et que le sang rouge lui-même conserve ses qualités, ainsi que le chyle, après la transformation de ces produits. M. Vauquelin a trouvé dans la substance du cerveau une matière semblable à celle qui compose le chyle; l'azote qui forme la base de la partie concrète du sang veineux, compose principalement la fibre musculaire. Il est, d'après cela, naturel de conclure que la partie rouge du sang est une partie isolée et distincte comme les deux autres; puisque cette partie colorante s'en sépare entièrement par le repos; M. Thénard en conclut que cette matière, qui joue un rôle si remarquable dans l'économie animale, n'est, pour ainsi dire, que suspendue dans le sang (1). Il ajoute: « que ce fluide doit sa cou-« leur à une matière particulière de nature animale, « produite par les forces vitales, et principalement « par l'influence de la respiration. » Le sang rouge se compose donc dans le poumon, comme le sang veineux se compose dans le foie; ces fluides doivent nécessairement différer dans leur nature, puisque les organes qui les fournissent sont opposés dans leur action; ils ne doivent pas servir aux mêmes usages, et ne peuvent être convertis l'un dans l'autre. Le sang veineux ne devient pas plus sang rouge, que le chyle ne devient sang veineux. On peut inférer de là qu'une

(1) « La couleur du sang, dit M. Thénard, se sépare à la lon-« gue de son caillot; il semble qu'elle n'y est qu'en suspension, « puisque, par le repos, la fibrine et la matière colorante se sépa-« rent entièrement. »

quantité déterminée d'oxigène est sans cesse attirée vers le poumon, pour s'unir à l'hydrogène et au carbone que les nerfs versent sans cesse dans cet organe; et que le sang rouge, qui est l'effet de cette combustion, est indispensable à l'action du cœur; puisque la chaleur, au degré nécessaire au maintien des forces de la vie, est le résultat de cette composition.

Il est, d'après cela, évident que la nature a fixé la quantité de l'absorption de l'air vital dans le poumon, en raison de la quantité d'hydrogène et de carbone que les alimens fournissent à son action, laquelle varie en raison de l'organisation individuelle et des fonctions qui en dépendent.

Il serait sans doute très-important de pouvoir déterminer les quantités proportionnelles des fluides nécessaires à ces transformations. Il serait, d'après cela, facile de constater la nature des diverses constitutions et des dispositions de l'esprit qui s'y rapportent constamment.

Il est donc certain que les trois parties qui composent le sang artériel ne partent pas de la même source, et que différents organes travaillent à sa composition qui ne diffère, dans chacune de ses parties, que par la proportion diverse des matériaux qui composent chacune d'elles (1); puisque ces trois produits pré-

(1) C'est ici l'occasion de rapporter les résultats des belles expériences de MM. Tiedeman et Gmelin, relatées au Journal des Savans du mois de juin 1822, *sur la route que prennent diverses*

sentent à l'analyse les mêmes principes, qu'on n'y découvre que les mêmes corps, et qu'ils se composent, l'un comme l'autre, avec tous les réactifs, quoique leur action sur l'économie animale diffère essentiellement en raison de la proportion diverse des principes qui composent ces produits.

Il est ainsi constant que l'oxigénation des principes

---

substances pour passer de l'estomac et du canal intestinal dans le sang.

Ce travail a mérité à ses auteurs l'*accessit* au prix de physiologie, décerné par l'Institut de France dans sa séance publique du 2 avril 1822.

« Ces deux savans, dit M. Tessier, rapporteur, recueillirent le « chyle contenu dans le canal thorachique et dans les vaisseaux « absorbants du canal digestif, le sang des veines mésentérique, « splénique et porte, et celui des autres vaisseaux : tous ces fluides « furent analysés chimiquement. La composition du chyle, com- « parée à celle de différentes sortes de sang, donna lieu aux ques- « tions suivantes :

1° « Quelles sont les substances prises par les vaisseaux absor- « bants du canal intestinal et versées dans le canal thorachique ?

2° « Certaines substances passent-elles en même temps dans le « canal thorachique et dans le sang que contiennent les veines « mésentérique, splénique et porte ?

3° « Certaines substances ne se rencontrent-elles pas exclusive- « ment dans le sang du système de la veine-porte et non dans le « chyle du canal thorachique ? »

A ces trois questions, qu'il me soit permis d'en ajouter une quatrième qui est la conséquence des premières, et que je consigne dans les termes suivants :

4° « Le sang formé dans le poumon (*fluide oxigéné, hydrogéné* qui composent les matières animales et végétales est le résultat de la combustion de ces matières dans le foie et le poumon, et qu'elle présente le principal phénomène de l'animalisation qui, seul, en explique les mystères les plus importants, puisque ce n'est que par ce moyen que ces substances s'identifient avec le principe qui, seul, peut donner au corps les qualités nécessaires à son entretien. Les parties animalisées

---

« *et carboné*) est-il un produit du chyle ou du sang de la veine-« porte? ou bien sa composition serait-elle due à la force d'action « du poumon sur les principes immédiats de la vie, pour régéné-« rer et maintenir la chaleur animale à l'aide de l'air et des ali-« mens qui sont la source radicale et les matériaux directs de cette « chaleur? »

Ces grandes questions, d'où dépend la connaissance des forces vitales et organiques, forces qui sont bien distinctes par leurs propriétés chimiques et physiques, et dont l'estomac, le foie et le poumon dirigent de concert les ressorts; ces grandes questions, dis-je, sont complètement résolues dans mon ouvrage. J'y ai scrupuleusement et méthodiquement suivi le trajet de ces différents gaz dans leurs organes respectifs, où ils se dégagent les uns des autres, se décomposent, se combinent, entrent en combustion, s'absorbent et se concrètent d'après les circonstances qu'on vient de mentionner, et que j'ai précisées ailleurs plus amplement.

Or, comme l'a dit un penseur profond, dont le nom seul fait l'éloge (1), chargé d'analyser ma Doctrine.

« C'est bien dans la théorie de ces gaz qu'il faut chercher la « clef de toute science physiologique et médicale, ainsi que la « solution de tous les problèmes relatifs à l'art vétérinaire, à « l'agriculture et à l'économie domestique. »

(1) M. le docteur Tourlet.

ont donc une même nature générale, due à la combinaison intime de l'oxigène avec les matériaux que les alimens fournissent à son action. En effet, chaque partie du sang offre ce caractère distinctif qui consiste dans la cohésion que l'oxigène donne aux principes de chacune d'elles ; cette cohésion est remarquable par sa coagulabilité, par le feu et par les acides.

La couleur des diverses parties du sang dépend, ainsi que leur nature, de la proportion des principes constituants de chacune d'elles, de laquelle résulte leur affinité relative avec l'oxigène, ou leur oxigénation différente.

Ainsi il paraît que le carbone est au *summum* d'oxidation dans le sang rouge, qu'il l'est moins dans le sang noir, et que ce degré est encore moins élevé dans le chyle. Ce qui confirme cette proposition, c'est le dégagement considérable d'hydrogène et de carbone qui a lieu lorsque le chyle passe dans le sang, ce qui lui enlève sa partie ferrugineuse, particulièrement destinée à la formation du sang rouge dans le poumon (1) : en effet, le fer qui est un des

---

(1) M. Thénard dit, tome III, page 483 de son Traité de Chimie, « que l'opinion des médecins qui ont attribué, jusqu'à ce « dernier temps, à la présence du fer la propriété colorante du « sang, doit être abandonnée, au moins comme étant la seule « cause, puisque l'on peut obtenir la substance colorante isolé- « ment, exempte de ce métal ; ce qui confirme notre sentiment à « cet égard. Cependant le fer est de tous les combustibles simples

principes constituants des végétaux, et qui entre dans la composition du chyle, est en quantité plus forte dans les deux autres parties du sang, dont chacune a la teinte que leur donne la proportion de ce principe, duquel paraît dépendre leur différent degré d'oxigénation.

La nature a tracé elle-même ces nuances de couleur dans le fer, puisque les diverses mines d'oxide de fer se distinguent en raison de leur couleur, qui ne diffèrent entre elles que par leur différent degré d'oxidation, différence qui distingue de même les diverses parties du sang, dont la couleur change en raison de l'oxidation diverse du fer et du charbon que chacun d'elles renferme.

M. Thénard dit que le fer oxide rouge ne contient presque point de matière étrangère, et que le fer oxide brun contient beaucoup de carbonate de chaux, cette même différence n'existerait-elle pas entre le sang rouge et le chyle, puisque la cendre du sang rouge contient une grande quantité d'oxide de fer, dont on retrouve à peine la trace dans la gibrine minerée ou dans le chyle; c'est ce que M. Berzelius a constaté (1).

« celui qui a le plus d'affinité avec l'oxigène; et cette raison « suffit pour expliquer la coloration du sang et rendre compte de « la couleur différente du chyle. »

La couleur du sang, d'après M. Thénard, est due à une matière particulière de nature animale, produite par les forces vitales, et particulièrement par l'influence de la respiration.

(1) Voyez Chimie de M. Thénard, tome III, page 478.

Mais tous les principes des substances soumises à l'action de l'estomac passent-ils immédiatement à l'état d'oxidation? Non, sans doute, puisque les matières végétales sont par elles-mêmes volatiles, et se vaporisent facilement dans les différents gaz qui les composent; c'est pour cette raison qu'il se forme dans l'estomac des produits volatils qui sont en général peu nutritifs et assimilateurs. Nous verrons ailleurs que la qualité nutritive des matières végétales dépend de la quantité relative d'azote qu'elles renferment, et que c'est parce que beaucoup de végétaux en sont privés qu'ils ne fournissent qu'un chyle imparfait, peu ré-réparateur, et qui, lorsqu'il passe dans le sang, se dissipe entièrement en principes volatils (1).

On a déterminé que le renouvellement du sang par le chyle, et le changement de celui-ci en matière animale, est accompagné d'un dégagement considérable d'hydrogène et de carbone. Nous venons d'expliquer en partie ce qui produit ce dégagement; nous allons examiner plus en détail le mécanisme de sa formation, et dans quelle fin il a lieu.

Si, par suite de la dissolution des alimens, il se forme des composés nouveaux qui, en s'oxigénant, laissent dégager le calorique qui permette aux élémens sura-

---

(1) Les mucilagineux sont de ce nombre. Les expériences de M. Magendie prouvent que les alimens pris dans cette classe sont du genre de ceux que Celse a nommés *alimenta imbecillimæ materiæ*.

bondants (*ou aux molécules végétales qui n'ont pas été animalisées ou oxigénées en raison de leur volatilité*) de se trouver à l'état de molécules chimiques (*c'est-à-dire, toutes disposées à entrer en combinaison*), l'appareil organique, dont le foie est le foyer, doit nécessairement s'emparer des premiers, se les approprier en les faisant passer dans ce torrent de la circulation pour les incorporer; tandis qu'il doit se débarrasser des seconds qui ne sont pas de sa nature, en raison de leur volatilité, pour les renvoyer dans l'appareil destiné à recevoir les matériaux de cette force élémentaire; parce qu'elle est de nature chimique, et dirigée dans son mécanisme par le calorique, qui est le principal agent de la force d'animalisation dont l'estomac est le foyer.

Ainsi l'estomac, par l'action nerveuse qui lui est propre, transmet les matériaux, qu'il divise par l'action du calorique, dans l'appareil organique, qui les rapproche et les condense pour se les approprier et les assimiler à sa nature. C'est pour cette raison que l'appareil animal, dont l'estomac et les nerfs sont les conducteurs, s'empare des principes élémentaires de cette force, lesquels deviennent libres dans le système artériel qui s'approprie les matériaux les plus fixes pour renvoyer les principes volatils dans les nerfs, à l'effet de communiquer à ces organes le *sentiment qui caractérise la nature du fluide électrique;* tandis que les composés fixes fournissent au sang les matériaux physiques qui donnent aux organes les forces assimilatrices nécessaires à leur développement et aux mouvemens qui en dépendent.

Ces deux forces sont donc bien distinctes l'une de l'autre, et sont dans un état d'antagonisme constant d'après les lois de l'organisation; elles constituent les forces chimiques et physiques de l'économie animale, et veillent ensemble à sa conservation : c'est pour cette raison que la première force, dont l'estomac est le foyer, puisqu'il préside à la dislocation des matières alimentaires par l'action du calorique et du fluide électrique, tend sans cesse à se mettre en équilibre avec la seconde, ou à se fixer et à se combiner pour entrer en rapports avec les corps extérieurs dont l'influence sur ces élémens détermine nos sensations, qui sont mises en action par les forces physiques de l'organisation.

Ces forces combinées, essentiellement actives, doivent leur origine à l'astre dont elles sont une émanation, et qui opère leurs transformations successives en les faisant passer d'abord par les filières des minéraux et des végétaux où elles acquièrent les qualités nécessaires à l'incorporation animale à laquelle elles sont destinées.

Ainsi il paraît que l'hydrogène et le carbone, qui sont les principes essentiellement constitutifs de la nature végétale, et qui sont les agens du mouvement et de la vie des êtres qu'elle produit, sont destinés à devenir les principes du sentiment des animaux, et que ces transformations successives modifient ces élémens de manière à les rendre les instrumens de nos passions; mais comme nos sensations doivent prendre corps ou s'identifier avec l'organisation, il est nécessaire que ces élémens changent d'état pour parvenir à l'animalisation : c'est pour cette fin qu'ils se combinent dans le poumon avec l'oxigène de l'air, pour composer le sang rouge, qui est nécessairement le principe du mouvement et de la vie du cœur.

Il est, d'après cela, constant que le mouvement est l'action physique qui résulte de l'état d'animalisation ou de combinaison des élémens de la nature.

C'est ainsi que ces forces, qui tiennent leur nature de l'astre qui les lance sur le globe, et qui constituent les principes les plus élémentaires des composés végétaux et animaux, reparaissent dans l'estomac par l'effet de la dissolution des alimens, pour passer dans le sang, dans des états différents, fixes et volatils, propres à la formation de ses diverses parties; et donner lieu, par le moyen des composés volatils, à nos sensations, en portant leur action immédiate sur les organes auxquels ils transmettent le sentiment que détermine l'impression que ces principes exercent sur les matériaux qui sont de leur nature, et avec lesquels nous sommes organisés.

Ainsi ces forces, tant qu'elles possèdent les qualités primitives qui constituent leur nature, donnent lieu à l'impression qu'elles font sur nos organes; tandis qu'elles deviennent les ressorts de nos mouvemens, lorsqu'elles ont acquis les formes physiques nécessaires à l'exercice de nos sensations ou à la manifestation des facultés qui en dépendent.

C'est donc leur état de combinaison avec l'oxigène qui détermine leur nature physique ou leur pouvoir sur les organes, visible par la formation constante du sang rouge dans le poumon, qui transmet au cœur le mouvement dont l'organe respiratoire dirige le mécanisme; puisque ce sont les fluides invisibles, l'hydrogène et le carbone, qui se dégagent du chyle, lorsqu'il passe dans le sang, pour s'unir dans le poumon avec l'oxigène de l'air, et renouveler sans cesse la partie la plus précieuse du sang, par l'effet d'une combustion dont la chaleur animale est le résultat.

Il est par-là évident que les corps physiques sont les produits de la combustion des élémens, et que les uns et les autres marchent toujours réunis pour composer l'organisation et la vie qui dépendent de leur influence réciproque, et de leur transformation permanente.

On peut conclure de ces données que les alimens doivent revenir à leur état primitif pour donner lieu aux nouvelles combinaisons desquelles résultent des produits vivants opposés aux substances mortes auxquelles ceux-ci doivent leur formation.

Ces transformations sont donc essentielles pour que les élémens puissent reparaître avec les forces qui les caractérisent, et transmettre aux produits qui résultent de leur nouvelle combinaison, la vie qui constitue leur nature.

C'est pour cette raison que le chyle et la lymphe sont sans cesse versés près du poumon, dans le foyer de l'oxigénation, pour qu'ils puissent se mêler avec le sang rouge, avec lequel ils doivent circuler pour prendre sa nature et compléter leur animalisation.

On doit donc considérer les alimens comme des corps qui renferment les principes propres à la composition des diverses parties du sang; ces principes ne peuvent rien tant qu'ils sont combinés avec la partie alimentaire qui devient excrémentitielle (1), et tant que le pouvoir de la vie n'exerce pas sur eux son influence.

C'est donc le calorique qui divise et sépare ces principes, et c'est l'oxigène qui les réunit de nouveau; il change leur état en leur donnant sa nature : il est d'après cela facile de concevoir que les alimens jouent un rôle presque passif dans cette opération vitale; ils ne sont, pour ainsi dire, que la terre qui a été fécondée par les élémens, et dans laquelle ceux-ci se sont étroitement combinés, pour prendre les formes qui conviennent aux corps qu'ils doivent reproduire ; et ce qui prouve à l'évidence que les alimens n'exercent

(1) Cette partie excrémentielle fournit une espèce de terreau qu'on peut nommer terre animale, qui retient toujours de l'ammoniac, du gaz hydrogène sulfuré et carboné, un peu de graisse et d'extrait, dans lequel les végétaux trouvent abondamment les principes propres à leur formation et leur développement. Voilà pourquoi le résidu animal est si propre à servir d'engrais.

dans l'estomac qu'une action mécanique, c'est que la partie qui n'est pas élémentaire devient excrémentitielle; tandis que le chyle et la lymphe jouissent de la vie que l'air a transmis aux élémens qui se sont combinés par son pouvoir.

Il est facile de remarquer le mouvement double et inverse qui a lieu sans interruption dans le poumon et dans l'estomac, pour produire ces diverses transmutations. Nous avons vu jusqu'ici que les matières soumises à l'action de ces organes, opposés par leur nature comme par leurs produits, se divisaient en fixes et en volatils, pour composer, avec ces forces inverses, les matériaux de l'organisation et de la vie. Nous allons en déterminer le mécanisme.

ARTICLE VIII.

De la nature et de l'organisation des nerfs; de leur analogie avec le fluide électrique qu'ils renferment; de son action sur l'économie animale.

Il est constant que l'appareil organique s'empare des produits fixes qui résultent de l'oxigénation de l'azote et du carbone dans le foie et le poumon, pour incorporer ces matières dans le sang artériel, et fournir aux organes du mouvement les molécules nutritives ou assimilatrices nécessaires à leur développement. C'est donc l'appareil qui dirige les ressorts des forces inverses à celles-ci qui doit fournir aux organes du sentiment les matériaux nécessaires aux fonctions qu'ils exercent dans l'économie de nos corps.

En effet, le calorique et le fluide électrique sont des forces inverses aux premières, puisque ces fluides tiennent en dissolution, dans l'estomac qui est leur foyer, les corps solides que l'hydrogène, l'oxigène, le carbone et l'azote renferment pour servir à la composition du sang : ce sont ces mêmes corps qui se réunissent et se combinent en changeant de milieu, c'est-à-dire en passant de l'estomac dans le système capillaire, artériel ou lacté. C'est donc en changeant de densité que ces corps changent d'état, parce que le calorique qui les tient fondus ne peut pénétrer qu'en petit volume dans ces tuyaux capillaires; introduit dans ces canaux, il se dilate, se répand dans leur intérieur, perd de son élasticité, puisqu'en se raréfiant il se refroidit, et est forcé d'abandonner les corps solides qu'il tenait fondus dans l'estomac; ceux-ci, dégagés de leurs premières liaisons, se rapprochent nécessairement, se combinent pour former le chyle, en vertu du pouvoir que l'oxigène exerce alors sur les molécules de sa nature; tandis que le calorique et le fluide électrique, devenus libres dans le système artériel, reprennent l'état des forces qui leur sont propres, et passent dans les nerfs en vertu des lois de l'attraction.

Ces corps inverses se trouvent donc dans l'estomac dans un état de combinaison qui empêche leur pouvoir électrique de se manifester; mais aussitôt que par une circonstance quelconque, l'un ou l'autre ou les deux deviennent libres, ils manifestent leur présence, et se rendent sensibles par les propriétés essentielles qui les distinguent. En effet, la partie solide de ces corps ne peut se combiner pour former le chyle qu'en abandonnant dans le système capillaire lacté les fluides élastiques qui les tiennent en suspension dans l'estomac, et les empêchent de manifester l'état électrique inverse qui les distingue les uns des autres, et qui les force de s'attirer réciproquement dès qu'ils sont libres ou dégagés de leur combinaison première.

Ainsi le calorique et le fluide électrique qui se trouvent dans l'estomac sont dans un état de combinaison qui fait connaître l'empêchement où ils sont de manifester leur action autrement que sur les corps solides qu'ils tiennent en dissolution.

Et comme les corps qui composent le chyle renferment de l'oxigène qui est toujours négatif par rapport à un corps quelconque (1), les organes nerveux formés par le chyle doivent nécessairement attirer le fluide électrique qui est positif par rapport à ces composés, celui-ci étant devenu libre par l'effet même de la composition de ces organes.

Ainsi la force propre des organes est essentiellement liée pendant la vie avec les fluides qui les parcourent.

---

(1) Voyez Chimie de M. Thénard, tome I, page 112.

C'est par le secours de ces fluides élastiques que la digestion donne au sang, par les vaisseaux lactés, les matériaux fixes nécessaires à sa formation, tandis qu'il rend de son côté la partie volatile au système nerveux; parce que celui-ci a besoin du calorique et du fluide électrique pour se perfectionner et mettre nos organes en rapport avec les agens extérieurs, pour donner lieu aux sensations qui résultent de leur action réciproque; de même que le sang a besoin du produit des alimens (1) pour fournir au cerveau les matériaux physiques nécessaires à son développement et à sa nutrition.

En effet, les nerfs sont chargés de diriger les sensations dont la région épigastrique est le foyer, parce que c'est là où le calorique et le fluide électrique font connaître leur puissance sur les corps qui maintiennent la vie et qui composent le sang (2) : d'ailleurs, comment la faculté de sentir pourrait-elle exercer sa puissance sans un fluide éminemment élastique et pénétrant analogue à l'organisation nerveuse? de même le système artériel ne pourrait pas diriger les mouvemens externes sans un fluide animal analogue à sa nature, que le système lymphatique reçoit des veines hépatiques qui le versent dans la veine sous-clavière gauche, pour qu'il puisse être porté dans le poumon et devenir partie intégrante du sang artériel, à l'effet de servir à la nutrition des organes locomoteurs.

C'est aussi par un mécanisme, qui a de l'analogie

---

(1) Le chyle.

(2) Ces corps sont : *l'hydrogène, le carbone, l'oxigène, l'azote.*

et des rapports directs avec celui au moyen duquel s'exerce l'action nerveuse, que le sang artériel dirige les mouvemens internes des organes de sa dépendance, tels que le cœur, les poumons, etc., puisqu'il transforme évidemment les fluides élastiques (*le calorique et le fluide électrique qui parcourent sa masse et qui composent la nature du fluide nerveux*) en sang rouge dans le poumon pour en faire la partie la plus précieuse de lui-même, et renfermer dans sa substance les forces avec lesquelles il dirige les facultés sensitives et organiques, ou motrices (1).

Les alimens végétaux qui renferment essentiellement ces fluides, fournissent donc aux organes de la vie interne les matériaux fixes et volatils destinés à leur entretien, et le chyle, qui est leur produit, travaille à son tour pour rendre à ces organes les matériaux volatils nécessaires aux mouvemens internes qui dépendent de leur influence sur les corps extérieurs (2) avec lesquels ils se combinent pour déter-

---

(1) Les phénomènes de la contraction musculaire ne sont donc pas dus aux nerfs qui parcourent les muscles, comme quelques physiologistes modernes le supposent d'après des expériences desquelles on ne peut tirer aucune conséquence exacte. Tandis qu'il est incontestable que le fluide nerveux concourt essentiellement à la formation du sang rouge dans le poumon, et que le sang rouge nourrit le cœur ainsi que les organes qui dirigent les mouvemens internes : les organes nourris et développés par l'hydrogène et le carbone possèdent donc une force élastique et contractile essentielle à ces fluides qui, à l'aide de l'oxigène que leur fournit la respiration, composent le sang rouge dans le poumon : c'est ainsi que les principes de nos sensations nourris par les corps extérieurs (l'air) deviennent les instrumens de nos mouvemens.

(2) Ces forces sont l'air et le fluide nerveux produits des alimens.

miner les phénomènes de l'organisation et de la vie (1).

L'estomac, le foie et le poumon travaillent ainsi de concert, mais par des voies inverses, à perfectionner et à compléter la nature du sang; mais il travaille lui-même à conserver le germe des facultés sensitives que l'estomac a confiées à sa puissance, puisque c'est par ce seul moyen qu'il peut maintenir la vie, comme c'est aussi par ce seul moyen qu'il peut la transmettre pour perpétuer la chaîne des êtres organisés et vivans. En effet, les sécrétions qui s'exercent dans le système artériel donnent lieu au dégagement du calorique et du fluide électrique; ces fluides, en raison de leur élasticité qui rend compte de leur tendance continuelle à la combinaison, entraînent avec eux du carbone, et sont transmis dans le poumon par les extrémités capillaires, artérielles et nerveuses; ils absorbent dans cet organe l'air vital atmosphérique pour déterminer les phénomènes qui renouvellent sans cesse la partie rouge du sang artériel, sans laquelle la vie ne peut se réparer ni se maintenir.

Telle est la source de la chaleur et du mouvement du sang, dont l'état est sensible par les pulsations (2) que les sécrétions dirigent pour fournir au sang artériel les matériaux fixes qui composent sa nature.

Les nerfs exercent donc sur les fluides lumineux et

(1) Pour le développement de cette théorie, fondée sur les lois qui lient ensemble tous les systèmes de la nature, voyez la Nouvelle Doctrine, pages 104, 134, 226 et suivantes.

(2) Voyez la Nouvelle Doctrine, pages 222 et suivantes.

électriques, qu'ils renferment et qui sont les produits de la sécrétion artérielle, une action qui est analogue ou qui est en rapport avec l'organisation nerveuse (1).

M. Vauquelin a trouvé, dans la substance du chyle, une matière grasse, semblable à celle qui compose le cerveau; ce qui prouve que le cerveau a la même composition que le chyle dont il est un produit; il est

(1) Le fluide électrique, dit Galvani, se combine peut-être, dans le système des muscles, avec quelqu'autre fluide animal, qui change absolument la nature du premier; peut-être, ajoute-t-il, ce même fluide sécrété par le cerveau, et reçu dans les organes électriques, s'y dépouille-t-il de quelque principe étranger, et devient-il ainsi plus pur et plus analogue à l'électricité commune. J. Hunter, dans son examen anatomique de la raie torpille, avait été frappé du nombre et de la grosseur relative des nerfs de ce poisson merveilleux, et il a soupçonné le premier que la puissance électrique résidait dans ces organes.

Dans les torpilles, les nerfs qui se distribuent aux organes électriques ne sont pas les seuls qui recèlent une électricité absolument semblable à l'électricité ordinaire; les nerfs qui vont au système cutané jouissent du même avantage, et sans doute, ces phénomènes ont lieu de même chez les animaux dans lesquels la sensibilité nerveuse est très-exaltée : parmi ceux-ci l'homme occupe le premier rang. Galvani a constaté le fait en pratiquant de petites incisions a la peau de la torpille; il rendait quelquefois les blessures tellement profondes, qu'elles pénétraient jusqu'à la substance musculaire; à chacune de ces blessures, grande ou petite, il ressentait dans la main qu'il tenait appliquée à la surface de l'animal, la sensation, tantôt d'une étincelle, tantôt d'une secousse : ces phénomènes avaient également lieu sur toutes les parties. Cette sensation néanmoins était d'autant plus énergique,

par-là évident que les fluides, qui doivent leur formation à la composition du chyle, ont une analogie d'action avec l'organe qui dirige nos sensations, et avec les agens de sa dépendance.

Les nerfs doivent donc leur composition aux bases solides des fluides qui les parcourent; ce qui cons-

---

que l'incision et la division de la peau tombaient sur les organes électriques ou aux environs. Il paraît constant, d'après ces faits, que les conducteurs de l'électricité sont répandus dans le système de l'animal; qu'ils se trouvent en plus grand nombre dans le système cutané, et qu'ils y communiquent avec les organes électriques, auxquels la séparation de cette électricité appartient exclusivement. Or, les nerfs qui sont les véritables conducteurs de cette électricité, d'après les causes que nous avons déterminées, se distribuent en partie à la peau, et en partie aux muscles, et sont sécrétés ou séparés de la masse du sang, par le mouvement dépuratoire que déterminent les gaz de nature végétale qui la parcourent; puisqu'ils sont renfermés dans le chyle qui est leur produit. Celui-ci, déparé par la circulation pour la sécrétion de la matière nerveuse, verse les fluides les plus subtils, électriques et autres, que ce produit végétal renferme, dans les nerfs qui les répandent dans le poumon, pour être convertis, par le moyen de la respiration, en matière animale ou en sang rouge.

L'électricité, sous quelque forme qu'elle se manifeste, a donc les nerfs pour conducteurs, jusqu'à ce qu'elle devienne elle-même dans un état de combinaison qui l'identifie avec la nature du sang. On ne peut donc qu'établir une parfaite ressemblance entre le fluide qui circule dans les muscles, et celui qui est élaboré dans les organes électriques de l'animal.

tate l'analogie d'action que ces matières ont entre elles (1).

Il est, d'après cela, évident que ces molécules, essentiellement électriques et élémentaires, déterminent le sentiment quand elles sont isolées et renfermées dans les nerfs; et qu'elles deviennent les agens du mouvement, quand elles sont combinées avec l'oxigène dans l'organe respiratoire. C'est particulièrement dans le système des nerfs trisplanconiques que réside le pouvoir qui préside à la circulation, à la digestion et à la respiration; c'est par leur secours que

(1) Galvani s'est assuré que le fluide électrique est véritablement préparé, accumulé et modifié dans l'intérieur des organes électriques de la torpille, dont les nerfs sont les conducteurs.

On ne saurait sans doute assigner avec une sévère exactitude, qu'elle est l'espèce de modification imprimée au fluide par les organes électriques; il paraît seulement qu'il y prend davantage les caractères de l'électricité ordinaire : cette différence vient peut-être de ce que ce fluide s'y trouve en plus grande proportion, et qu'il n'y est pas dans un état de combinaison comme il l'est dans le sang ou dans les muscles. Le grand nombre de nerfs qui aboutissent à ces organes, les plans multipliés que forment les prismes dont ces organes sont composés, présentent une surface plus étendue au fluide électrique; ce qui nécessairement doit accroître l'énergie de ses effets; il vérifie, par l'observation la plus attentive, que tous les nerfs se ressemblent parfaitement par leur forme, leur substance et leur texture, ce qui prouve assez que leur usage est le même, ainsi que le fluide qui circule dans leur intérieur. Cette identité du fluide des nerfs, et du fluide propre au système des muscles, a été démontrée par plusieurs expérien-

se réparent sans cesse les pertes des organes, par les forces nouvelles que le travail de la digestion fournit constamment à leur activité : ce qui en fournit la preuve, c'est qu'en faisant la section des nerfs pneumogastiques, comme l'a fait M. Dupuytrin, le fluide qu'ils contiennent (ou l'hydrogène et le carbone des végétaux) ne parvient plus au poumon, quoique le sang veineux y aborde constamment, et l'oxigénation n'a pas lieu pour la formation du sang rouge ; le sang reste veineux et impropre à l'action vitale; cela constate que l'influence du fluide nerveux et du principe

---

ces de Cirardi, que le professeur de Bologne a eu soin de répéter.

Mais ce qui démontre, d'une manière incontestable, que l'électricité est transmise par les nerfs dans le cerveau, et qu'elle y reçoit une modification qui fait accroître l'énergie de ses effets, soit en raison de son accumulation, soit en raison de l'état qui la rapproche davantage de l'électricité commune : c'est qu'elle cesse de se manifester toutes les fois que l'animal est artificiellement privé de cet organe. Galvani en conclut, avec raison, que le cerveau est essentiellement destiné à séparer du sang le fluide électrique, et que les nerfs en sont les conducteurs naturels. Pour s'en convaincre, il arracha le cœur à une torpille, ce qui n'empêcha pas l'animal de manifester des secousses et autres signes de la présence du fluide électrique ; il ouvrit alors le crâne, et aussitôt qu'il eut fait la section du cerveau, ces signes disparurent sans qu'il fût possible de les exciter de nouveau. Lorsqu'on enlève l'organe du cœur aux amphibies et aux poissons, ils manifestent encore une multitude de phénomènes et de mouvemens, qui dépendent essentiellement de la force vitale ou du fluide électrique, généralement répandu dans leur économie.

excitateur de la vie est indispensable à la fonction qui renouvelle à chaque instant le germe des facultés vitales par la formation du sang rouge.

De même, la digestion ne s'opère plus dans l'estomac après la section des nerfs qui versent dans cet organe le calorique et le fluide électrique qu'ils contiennent.

« Il est une cause secrète, dit M. Thénard dans son « Traité de Chimie, tome III, page 566, qui préside « à toutes les transformations et qui réside dans les « nerfs : aussi, ajoute ce célèbre professeur, les affec- « tions morales influent-elles singulièrement sur la « digestion. »

Il résulte de ces observations que l'expérience a constatées, que les alimens fournissent aux nerfs les principes qui déterminent leur action; les symptômes qui se remarquent après de longues abstinences, tels qu'un délire nerveux et un état de faiblesse semblable à celui qui a lieu après de longues hémorragies, confirment cette proposition. Sarcome a vu des délires de cette nature survenir chez plusieurs malades, à la suite d'une diète trop rigoureuse; et ces affections ne cédaient qu'à l'usage des alimens restaurants. Ces faits constatent que les alimens fournissent aux nerfs les forces nécessaires à l'action vitale, et que ces forces ne peuvent consister que dans un fluide éminemment subtil, analogue aux organes qu'il doit parcourir, pour transmettre les sensations dans toutes nos parties. Ils nous font connaître pourquoi la puissance nerveuse exerce une si grande influence sur toutes les fonctions de la vie organique, et comment le fluide *calorique* et *électrique*, plus ou moins abondant, plus ou moins développé et actif, peut et doit altérer les fonctions digestives, troubler la circulation, la respiration, et frapper la vie dans son principe; puisque quand ces élémens, qui renferment la chaleur de la vie, ne parviennent plus dans le poumon, le sang rouge ne peut plus se renouveler, et les forces de la vie sont anéanties.

C'est aussi à la force d'action de ce fluide que l'on doit rapporter les morts subites dites apoplectiques, et celles qui ont lieu pendant la convalescence et au milieu d'une affection peu grave : les individus meurent souvent comme frappés de la foudre. Ces morts subites ont fixé l'attention des observateurs de tous les temps; cependant on est encore à méconnaître la cause qui les produit, parce que cette cause n'est pas plus visible que la vie elle-même, et qu'elle ne peut être constatée que par ses effets. Huxham rapporte plusieurs exemples d'épidémies où des personnes sont mortes en un instant sans aucun indice de maladie.

Ces faits démontrent que les désordres du système nerveux sont souvent primitifs et essentiels, et que ses effets sur les organes, marqués par des traces d'inflamations gastro-intestinales, sont les effets consécutifs de la combustion, dont le système nerveux est toujours le foyer.

N'y a-t-il pas une grande analogie entre les morts subites et les phénomènes de la foudre? La plupart des ébranlemens atmosphériques n'ont-ils pas lieu par des causes semblables? Il est, d'après cela, évident que l'hydrogène est essentiellement le fluide subtil et électrique qui compose la nature du principe sentant, lequel s'accumule et se dissipe, s'use et se répare comme tous les corps matériels.

Les impressions des sens se consomment par la continuité de leur action, et c'est pour cela qu'ils ont besoin de repos ou d'intermittence dans l'exercice de leurs fonctions; il leur faut un véritable sommeil quand ils sont fatigués ou épuisés, jusqu'à ce que la digestion leur envoie de nouvelles forces pour reprendre leur activité; elle les verse en abondance dans toutes les parties du système nerveux, et, malgré la consommation constante de ce fluide réparateur de la vie, elle excite et réveille nos sensations et les mouvemens qui en dépendent.

Si l'action nerveuse n'était qu'un effet sympathique, comme le veulent les physiologistes modernes, elle ne serait pas de durée; et elle serait bien plus tôt épuisée, si une irritation mécanique, déterminée par un des fluides très-actifs, tels que le calorique et le fluide électrique, ne présidait pas constamment à l'admirable faculté de sentir que les nerfs portent dans toutes nos parties.

Par exemple, celui qui a fait usage d'alimens animaux, ou de matières végétales qui abondent en principes volatils, sent bientôt son pouls prendre plus de force, la chaleur animale augmenter; il éprouve une excitation générale avant même que le torrent de la circulation ait pu envoyer au cœur un nouveau sang réparateur. Qu'un homme tombe de faiblesse, qu'il prenne de l'eau-de-vie, aussitôt il se ranime; ce n'est pas le sang qui augmente tout à coup l'énergie vitale, il existe donc un fluide plus pénétrant, plus élastique, plus prompt dans son action (1). Il y a donc d'autres voies qui versent ce fluide réparateur dans toutes les

(1) En effet, la matière sucrée est un produit végétal; et c'est aux dépens de la destruction de cette matière que les principes qui la composent sont réduits à une composition plus simple, au moyen de laquelle se forme l'alcohol dont l'hydrogène fait la base.

C'est ce même principe qui se dégage, dans l'estomac, du sucre décarboné en partie dans l'alcohol, et qui, en raison du calorique qu'il renferme, détermine la prompte excitation qui se transmet dans toute l'économie par l'intermède des nerfs. Il est visible que les sensations s'exercent par l'influence des principes que la nature extrait des végétaux, en simplifiant l'ordre de leur composition.

Cette théorie explique la formation de l'acide carbonique qui, devenant trop abondant, donne lieu aux maladies les plus ordinaires du bas âge, par la décomposition de la matière sucrée, si abondante et si généralement répandue dans les matières végétales et animales, et dans le lait dont on nourrit particulièrement les nouveaux nés. Les circonstances qui peuvent favoriser cette décomposition trop prompte, font qu'une partie de l'oxigène de ces matières se porte sur le carbone, le brûle et le convertit en

parties de l'organisme (1). Si au contraire il ne prend que des alimens mucilagineux, il éprouve que ces matières exercent sur ses organes une toute autre influence.

Les phénomènes, auxquels donne lieu l'emploi de ces diverses moyens hygiéniques, nous font connaître la nature des principes qui les déterminent, et nous montrent que les sensations sont les effets admirables de leur puissance.

Il se produit donc constamment de la chaleur au sein des animaux, et il s'en perd sans cesse une partie,

---

acide carbonique ; en même temps l'hydrogène, restant dans le sucre décarboné, et en s'y combinant, forme l'alcohol.

Ainsi un mouvement naturel peut donner lieu à cette formation alcoholique, qui fait connaître la cause des convulsions si familières au premier âge, la nature du principe qui les détermine et qui doit éclairer sur le choix des moyens propres à combattre ces funestes influences.

(1) Les auteurs modernes attribuent cette excitation soudaine (qui n'est pas une réparation réelle, ce qui prouve qu'elle est due à des produits volatils, et qu'elle est bien différente de celle que produit une nourriture animale à laquelle le sang noir doit sa formation) à un phénomène sympathique que les alimens déterminent mécaniquement sur l'appareil gastrique, qui le réfléchit de suite sur tout le système vivant : mais il est naturel que cette excitation sympathique ne puisse pas remplacer un fluide essentiellement *calorifique* et *électrique*, qui joue le plus grand rôle dans l'économie animale ; puisqu'il est le principe de la vie ou la vie elle-même.

en raison de son pouvoir rayonnant sur les corps qui les environnent ; mais ce qui prouve encore l'ordre et la marche uniforme de la nature, c'est que le produit et la perte sont à peu près dans les mêmes proportions ; puisque la température des animaux à sang chaud est d'environ quarante degrés, et qu'elle n'excède jamais, pour les animaux à sang froid, la température du milieu qu'ils habitent. L'expérience prouve aussi que les parties qui reçoivent moins de sang sont moins échauffées que celles dans lesquelles la circulation est plus active; puisque ces dernières, qui constituent le tronc des animaux, renferment les organes qui donnent lieu aux sécrétions, au moyen desquelles s'exercent les transformations constantes, qui renouvellent sans cesse la chaleur animale.

Ces phénomènes expliquent aussi comment l'hydrogène et le carbone, combustibles simples, unis ensemble d'une manière très-intime dans les filières très-déliées des végétaux, et contenant souvent des petites portions d'alcalis, de sels et surtout d'oxigène, forment les huiles, les graisses qui, quoique tendant à se brûler, s'isolent en partie dans l'estomac en raison des principes volatils qu'elles renferment, des composés fixes qui se forment dans le foie et le poumon, parce que ces composés, en se combinant avec l'oxigène pour se condenser, déterminent une élévation rapide dans la température des principes volatils qui s'emparent du calorique des premiers, ce qui diminue leur cohésion, et fait cesser leur équilibre, en isolant ces élémens des composés fixes qui se sont formés dans leurs organes respectifs.

Cet état élémentaire est sans doute nécessaire pour déterminer nos sensations et mettre les matières combustibles des alimens en rapport avec l'air vital, à l'effet d'établir l'équilibre entre nos organes et les forces qui dirigent leur activité. La région épigastérique est donc le centre des forces sensitives. Bordeu, qui est le commentateur decette théorie, dit que les alimens raniment l'activité de l'estomac et des intestins, et que le ressort de la tête est renouvelé par les sensations, j'ajoute, dont les alimens fournissent les principes. La tête et l'estomac sont donc dirigés par des ressorts semblables; puisque l'estomac envoie au cerveau les forces dont celui-ci nous transmet les impressions. Il ajoute, que sans les sensations qui nous viennent sans cesse de l'objet de nos besoins et de nos désirs, la tête n'aurait pas, à beaucoup près, le ressort nécessaire pour entretenir et contrebalancer, comme il convient, le ressort et l'action de tous les autres organes. Cette vérité qui, jusqu'à présent, n'a été que superficiellement connue et examinée, deviendra plus sensible lorsqu'on aura reconnu les causes qui déterminent nos sensations et les forces qui les produisent; et lorsqu'on aura constaté que les alimens divisent leurs matériaux par l'action des organes chargés des diverses assimilations dont la vie est le résultat; qu'ils envoient à la tête les principes impondérables et volatils qu'ils renferment pour donner lieu aux perceptions dont le cerveau dirige le mécanisme; tandis que l'air vital réunit et combine, autant qu'il peut, leurs parties combustibles par l'action du foie et du poumon, pour entretenir et développer les organes du mouvement.

On voit que l'estomac divise, par l'action du calorique, les forces des alimens pour nourrir le cerveau (1), et que le foie et le poumon combinent et

(1) Les sensations et la trempe de l'esprit dépendent donc de l'organisation des corps : ainsi, il y a conformité naturelle entre les principes sensibles qui organisent ces corps et les sensations qui en dérivent. Aussi est-ce du libre exercice des fonctions animales que les sens acquièrent leur nature, leur activité, et l'esprit son intelligence. Les sensations sont donc matérielles comme les corps qui les reçoivent, et les idées qui nous viennent par les sensations, nous donnent les matériaux de notre entendement; parce qu'elles tirent leur origine des opérations combinées des sens et de l'âme. Ainsi nous sommes avertis tout à coup par un sentiment de douleur, de ce qui nous est nuisible, et un sentiment contraire nous attire vers tout ce qui peut conserver le bon état de nos facultés et de la vie.

Or, ce sentiment intérieur et profond est indivisible par lui-même; c'est lui qui rapporte la douleur aux membres qu'on a perdus, il existe donc sans la matière dans laquelle il est logé, et qui est divisible à l'infini, qui croît, décroît, et se transforme sans cesse comme nos sensations, nos idées, notre imagination.

Nos sensations prennent donc naissance à la région épigastrique, et elles ne peuvent devenir sentiment, qu'autant que l'âme, qui a son siége dans toutes nos parties vivantes, envoie à la partie, qui reçoit l'impression mécanique du fluide qui la parcourt, les vibrations nécessaires aux perceptions qui manifestent son action; et

condensent, par l'action de l'oxigène, leurs matériaux fixes pour fournir au sang les diverses parties qu'il transmet aux organes pour leur développement et leur nutrition.

Il est visible que le calorique et l'air vital sont dans un état d'antagonisme constant, soit pour déterminer

---

puisque tout organe vivant est doué de nerfs, la partie organisée et vivante qui reçoit immédiatement l'impression, est le siége du sentiment, dont l'âme dirige le mécanisme.

Il suffit de concevoir que les désirs dépendent des sensations pour apercevoir en nous une certaine disposition organique propre à les produire : pour s'en convaincre, il ne faut que jeter un coup d'œil sur les diverses inclinations que donnent les différents tempéramens; il ne faut que faire attention aux mouvemens qui se passent en soi-même dans les différentes passions.

Ces mouvemens ne peuvent avoir lieu sans un fluide matériel doué de propriétés spéciales, analogues à la constitution individuelle; c'est lui qui excite la sensibilité qui est la source de toutes nos connaissances, ainsi qu'il est la source de toutes nos passions.

Cette sensibilité est donc l'effet du sentiment, dont le fluide nerveux détermine l'action par l'influence du principe qui l'anime; ainsi, c'est l'âme qui donne à la matière les impressions dont le fluide nerveux est le conducteur, et qui règlent nos mœurs, nos penchans, nos constitutions. Elle nous force à reconnaître en nous une puissance qui en est le sujet, qui pense en nous, qui est la cause de *l'unité du moi*, et qui donne l'intelligence à la matière, ou aux principes de nos sensations avec lesquels elle est liée par l'organisation. Elle nous fait distinguer les douleurs de l'âme de celles qui tiennent au corps, et nous fait connaître pourquoi on

nos sensations, soit pour fournir aux organes les moyens de réparation nécessaires à leur activité.

Les phénomènes auxquels ces deux forces opposées donnent lieu, font connaître le double mécanisme qui lie les facultés chimiques et physiques qui constituent les forces desquelles dépendent les change-

---

résiste plus difficilement aux unes qu'aux autres, quoiqu'il y ait liaison intime entre l'âme et le corps : nos perceptions et nos organes sont tellement joints ensemble, que la lumière céleste qui éclaire les unes, a toujours besoin du feu matériel qui forme les autres, pour agir et faire sentir son pouvoir sur l'organisation, qui est le résultat de leur mutuelle connexion.

La nature dévoile ainsi le secret de son créateur, qu'on nous pardonne cette digression ; il ne s'agit pas de défendre une théorie dont les bases sont trop solides pour être ébranlées, et quoique les écoles professent une doctrine opposée, elles ne reconnaîtront pas moins les pouvoirs cachés que la nature nous dévoile, dès qu'elles croiront utile à l'enseignement, de s'occuper sérieusement de la *science de la vie*, et de rechercher les mécanismes qui la dirigent. Mais nous devions écarter les conséquences précipitées de quelques esprits inquiets pour leur foi, nous respectons leur zèle, et nous voulons les rassurer.

Qu'ils descendent un moment en eux-mêmes, et ils reconnaîtront que c'est d'abord par les sens qu'on reçoit les matériaux des connaissances qui nous montrent l'ordre admirable de cet univers, l'organisation de nos corps, et l'arrangement des principes de la vie, qui fournissent les preuves les plus convaincantes de l'existence d'un Dieu ; qu'ils se rassurent donc : *le matérialisme physiologique désespérant* dont ils se plaignent, est nécessaire à l'organisation des corps, comme il l'est aux fonctions auxquelles ils obéissent.

mens naturels des corps; il se manifeste à l'extérieur par un mode d'action analogue, quoiqu'inverse, à celui qui sert à l'organisation intime des parties qui nous composent. Il est visible dans l'action de chaque organe, puisque l'exhalation a toujours lieu en raison inverse de l'absorption, quoique ces deux fonctions s'exercent en même temps; il est très-signalé par la formation constante d'acide carbonique, et par l'exhalation permanente qui a lieu dans le poumon. Celle-ci est remarquable par la transpiration pulmonaire, et n'est pas moins sensible par celle qui lubrifie sans cesse les conduits aériens et digestifs (1).

« Quoiqu'il se forme à chaque instant, au sein des « animaux et par la combustion des matières végétales « (dit M. Thénard, dans son Traité de Chimie, tome I, « page 250) beaucoup de gaz carbonique qui passe « dans l'atmosphère, il existe à peine un millième « de ce gaz dans l'air atmophérique; parce que les « végétaux ont la propriété de le décomposer, de s'en « approprier le carbone, et d'en rendre l'oxigène « libre. » Phénomène des plus remarquables, qui nous permet de concevoir comment la proportion des élémens de l'atmosphère ne change pas; ceci prouve ce que nous avons déjà dit: qu'il y a dans la nature un mouvement double qui agit constamment, et qui met en rapport permanent et direct le végétal et l'animal, qui ne peuvent exister l'un sans l'autre; puisque,

---

(1) Voyez page 116 de la Nouvelle Doctrine.

dans leur état de vie, ce qui est utile à l'un est nuisible à l'autre, et qu'ils se fournissent réciproquement les matériaux qui conviennent à leur organisation individuelle.

Ainsi il est naturel de conclure, d'après ce qui précède, qu'il se fait dans le poumon une absorption constante d'oxigène, et qu'il se forme dans l'estomac un dégagement permanent d'hydrogène et de carbone; ces deux forces opposées sont sans cesse en action pour maintenir l'équilibre dans toutes les parties de l'organisation. L'oxigène est donc l'agent principal qui veille à la conservation des forces extérieures ou motrices que dirige la respiration; c'est pour cela qu'il est en action permanente dans le poumon pour maintenir la force d'animalisation, et diriger les mouvemens qui en dépendent; tandis que l'hydrogène et le carbone, qui sont les produits principaux des forces intérieures ou sensitives, doivent être en action permanente dans l'estomac, pour présider à l'action des organes du sentiment, et servir essentiellement à la circulation et à la nutrition.

Ces deux forces doivent donc être constamment en harmonie, pour diriger les fonctions de la vie, qui s'exercent sous leur mutuelle dépendance. Chacune des parties du sang diffère donc essentiellement par ses principes et par les organes qui la fournissent, en raison des usages que chacune d'elle doit remplir dans l'organisation; ce qui en donne la preuve, c'est que la partie colorante du sang ne se compose que dans le poumon, pour communiquer le mouvement aux deux autres parties, par la formation de la chaleur animale, qui est le produit de la combinaison des élémens, ou de leur transformation en partie rouge du sang artériel.

Il résulte des expériences modernes, faites pour constater la quantité d'oxigène absorbé pendant la respiration, que, quand cette fonction s'exerce naturellement, l'air n'éprouve, dans sa composition, qu'une perte de deux ou trois centièmes d'oxigène; que cet oxigène absorbé se porte sur le carbone : d'où il résulte que l'acide carbonique expiré est non-seulement en volume égal au gaz oxigène absorbé, mais encore que ce gaz carbonique contient autant d'oxigène qu'il en a été retenu dans le poumon. Mais il n'en est pas ainsi lorsque le même air est respiré plusieurs fois; alors, au bout d'un certain temps, la quantité de gaz carbonique qu'on y trouve est moindre que la quantité d'oxigène qui disparaît.

Tous les chimistes sont d'accord sur l'absorption de l'oxigène pendant la respiration, avec Priestley et Schéèle, qui, les premiers, ont observé ce phénomène.

On peut conclure de ces résultats qu'une quantité déterminée d'oxigène est indispensable à l'action du cœur et de la respiration, pour entretenir et renouveller sans cesse la chaleur animale au degré nécessaire à la vie, et que la nature a fixé la quantité de cette absorption, en raison de l'organisation et des fonctions qui en dépendent.

Il serait, sans doute, très-important de pouvoir préciser la quantité de cette consommation.

Il n'en est pas moins sensible, que les phénomènes de la respiration, de la circulation et de la calorification, s'exercent par l'intervention d'un principe impondérable et très-élastique que renferment l'oxigène et l'hydrogène absorbés, car il est constaté, par les expériences de M. Magendie, que le dernier de ces gaz est toujours entièrement retenu dans l'organe respiratoire. En effet, ces principes impondérables et élastiques sont le calorique et le fluide électrique qui se dégagent dans le poumon par l'effet de la combinaison de l'hydrogène, du carbone et de l'oxigène; et c'est au moyen de ces principes élastiques que se renouvelle sans cesse la chaleur animale, et que s'exercent les phénomènes les plus cachés de la vie.

Ainsi il se fait dans le poumon une absorption constante d'oxigène, et il se forme sans cesse dans cet organe des corps brûlés tels que l'eau et l'acide carbonique, dont la composition est due essentiellement à l'action prédominante de l'oxigène sur les autres principes qui servent à la formation de ces produits organiques; tandis que l'hydrogène et le carbone, qui sont les produits de la force opposée (*ou de l'estomac qui dirige les forces d'animalisation*), doivent servir essentiellement à la composition intime du sang rouge, et constituer les principes dominants de cette partie du sang; ce qui en fournit la preuve, c'est que, soumise à l'action du feu, cette matière fournit une grande quantité de carbonate d'ammoniaque, et que, réduite à l'état charbonneux, elle ne change pas sensiblement de volume. M. Vauquelin en conclut qu'elle doit contenir beaucoup de charbon (Voyez Annales de Chimie et de Physique, tome I, page 9.).

Il est, d'après cela, facile de concevoir que l'eau et l'acide carbonique, qui se forment sans cesse dans le poumon, doivent leur composition à l'oxigène et au carbone atmosphériques, comme nous l'avons développé dans la Nouvelle Doctrine.

Ce qui confirme cette double proposition, c'est la grande quantité d'oxide de fer que fournit la cendre du sang rouge, produit que donne l'incinération des matières végétales, ainsi que l'huile rouge pourpre qu'il fournit aussi, d'après M. Vauquelin, est due à la grande quantité d'hydrogène qui entre dans sa composition. Il est évident que si cette partie du sang contenait plus d'oxigène que d'hydrogène et de carbone, il ne pourrait plus se former de matière huileuse par la distillation, puisque l'oxigène convertit cette matière en eau et en acide carbonique; ce qui donne une nouvelle force à nos assertions.

Ainsi il est évident que le mouvement double qui agit sans cesse dans l'organisation, manifeste son action pour le mécanisme intérieur de nos parties, comme il se manifeste à l'extérieur pour l'entretien de ces organes.

Il n'est pas moins certain que le dégagement permanent d'hydrogène et de carbone, qui a lieu dans le système artériel, lorsque le chyle passe dans le sang et se convertit en matière animale, est le produit des matières végétales non comburées ou non oxigénées; parce que le calorique, qui se dégage des alimens par suite de leur combustion (*ou de la combinaison de leurs principes avec l'oxigène*), reste combiné avec une portion de leurs matériaux qu'il retient sous forme gazeuze, pour en composer les produits volatils nécessaires à l'action des organes du sentiment. Nous allons être convaincus que ce dégagement volatil est indispensable à l'action du système artériel et du poumon, dont il détermine le mouvement en raison du renouvellement constant de la chaleur animale qui est son résultat.

En effet, l'hydrogène est naturellement gazeux (1), il absorbe plus de sept fois son poids d'oxigène, en raison de la grande quantité de calorique qu'il dégage pendant sa combustion. C'est donc en vertu de la force d'attraction de ce fluide que l'oxigène est toujours attiré vers le poumon, et que ces deux gaz se liquéfient en se combinant avec le carbone pour composer le sang rouge. Cette combustion, nécessairement rapide en raison de la quantité relative d'oxigène nécessaire à cette composition, doit être accompagnée d'un dégagement considérable de calorique et de lumière combinés, qui déterminent la chaleur au degré fixé par la nature pour le maintien de la vie.

(1) Voyez Chimie de M. Thénard, tome I, page 146.

Il est, d'après cela, naturel de conclure que l'oxigène de l'air atmosphérique est la force principale qui renouvelle sans cesse la chaleur animale dans le poumon pour la transmettre dans toutes les parties de l'organisation; tandis que des forces intérieures, essentiellement liées à celle-ci et dont les principes sont dus à la dissolution des matières végétales dans l'estomac, composent principalement le sang rouge sans lequel la vie ne peut se maintenir ni se réparer.

On voit que la chaleur animale et le sang rouge sont les produits opposés chimiques et physiques, qui sont essentiellement liés à l'organisation et à la vie qui est le résultat de leur constante assimilation.

Ainsi l'hydrogène et le carbone, employés à la formation du sang rouge dans le poumon, sont les principes volatils végétaux dont les bases solides ont été oxidées ou comburées dans le foie pour la formation de la bile, et c'est pour cette double fin que ces fluides élastiques qui président à la circulation, à la nutrition et à la respiration, existent dans les matières animales en quantité relative à la formation des composés nouveaux auxquels leur dissolution donne lieu; puisque leurs principes se dissocient et se combinent dans de nouvelles proportions pour composer le sang noir et donner lieu aux produits volatils que le chyle laisse dégager par la combustion qui le transforme en matière animale, il est donc évident que ce sont ces mêmes élémens végéteux qui se séparent, dans le système artériel, de la partie solide du chyle qu'ils tiennent en suspension ou en dissolution, et que ces principes impondérables et élastiques parviennent dans le poumon par l'intermède des nerfs, dans des proportions que la nature a sagement déterminées, pour donner lieu au sang rouge qui résulte de leurs transformations ou de leur combinaison avec l'air vital atmosphérique.

Ce sont donc les transformations de l'hydrogène, du carbone et de l'oxigène, ou leur passage de l'état élémentaire à celui de combinaison, qui dégagent le calorique et la lumière qui sont les effets de leur combustion.

C'est principalement à l'hydrogène qu'on doit rapporter les phénomènes galvaniques, si remarquables dans les poissons électriques; puisque l'hydrogène est de tous les combustibles celui qui fournit le plus de lumière et de chaleur (1).

Il est, d'après cela, certain que c'est son influence qui détermine l'action excitatrice des nerfs sur les muscles : il faut donc que les principes excitateurs et essentiellement actifs qui composent sa nature (*le calorique et la lumière*), soient renfermés dans les nerfs, et que ce soit par leur pouvoir que s'exercent tous les actes vitaux et organiques; puisque quand on coupe les nerfs, ces poissons ne manifestent plus la commotion. C'est donc le fluide électrique et le calorique qui donnent au sang son mouvement, sa chaleur et sa force.

Nous espérons avoir démontré que l'hydrogène et

(1) Voyez Chimie de M. Thénard, tome I, page 147.

le carbone, que les matières végétales décomposées fournissent à la circulation pour diriger le battement artériel (*ou le mouvement vital*), sont renvoyés dans les nerfs par les nouveaux produits que la digestion fournit sans cesse à l'action du sang, et qu'ils y parviennent dans un état de dépuration qui a développé leur caloricité et leur nature électrique ou excitatrice, pour que ces fluides très-subtils puissent transmettre, d'une manière soudaine, les sensations dans tout le système vivant, lorsqu'elles sont provoquées par les corps extérieurs dont l'action est transmise mécaniquement à leur puissance, afin que ces mêmes molécules puissent déterminer le mouvement qu'elles doivent exercer au moyen des forces motrices que la nature a combinées pour donner aux organes l'excitation propre à maintenir leur activité.

Elles manifestent ce mouvement en se combinant avec l'oxigène dans l'organe respiratoire, pour composer le sang rouge qui est l'aliment et la puissance motrice des organes les plus essentiels à la vie; ce qui est naturel, puisque les élémens les plus actifs de la nature se sont réunis pour sa formation qui donne lieu à un autre phénomène aussi important que le premier, puisqu'il constitue la force essentiellement active de l'organisation. C'est pour cela que ces deux grands phénomènes sont inséparables, et qu'ils marchent toujours de concert pour composer les forces de la vie par le renouvellement constant de la chaleur animale, et la formation simultanée de la partie rouge du sang artériel.

La sensation et l'irritation nerveuse n'émanent donc pas de la même source, quoique ces deux propriétés se trouvent communément réunies et confondues dans la fibre musculaire ; ce qui en fournit la preuve, c'est que ces deux facultés peuvent s'exercer indépendamment l'une de l'autre : aussi les physiologistes actuels font-ils, avec raison, de l'irritabilité musculaire une faculté tout-à-fait distincte de la sensibilité. Les effets qui se manifestent dans des circonstances de paralysie, où tantôt les seuls organes du mouvement cessent leur action, tandis que ceux du sentiment conservent toute leur activité et leur force, confirment cette opinion, à laquelle les expériences de M. Magendie donnent un nouveau degré de certitude.

Le fluide nerveux est évidemment l'agent des sensations dont les nerfs sont les conducteurs, comme le sang rouge ou artériel est celui du mouvement dont le cœur reçoit l'influence qu'il transmet aux organes musculaires locomoteurs, par l'effet de la circulation. Le sang circule donc dans les organes des mouvemens auxquels il transmet son action, comme le fluide nerveux parcourt ceux du sentiment pour y porter les sensations analogues à sa nature.

En effet, comment la pulpe médulaire, dans l'état de vie, manifesterait-elle la faculté du sentiment et du mouvement sans fluide éminemment actif, analogue à l'électricité et au calorique qui sont la source et l'aliment de la force vitale, dont l'air et le feu renferment les principes. Le fluide électrique et le calorique dont cette pulpe nerveuse est pénétrée, s'étant dissipés avec la vie, il ne reste que l'albumine et une matière grasse et blanche, analogue à celle que M. Vauquelin a trouvée dans la matière cérébrale, et dont le carbone et l'hydrogène forment la base.

Zeurmann a prouvé que cette pulpe jouissait seule de la faculté de sentir, tandis que l'enveloppe des nerfs, mis à nud, était de nature gélatineuse, comme les autres membranes dont elle remplit les usages.

Il paraît donc certain que les nerfs sont les conducteurs au moyen desquels ces fluides animateurs sont versés dans toutes les parties du corps par l'effet de la digestion.

Le fluide nerveux compose donc la vie elle-même, et n'est pas un être imaginaire dont les physiologistes modernes s'efforcent en vain de nier l'existence.

Ainsi il faut, pour la nutrition du cerveau, un principe de sa nature et aussi perfectionné que lui; de même, le cœur ne peut être nourri que par le sang, qui est l'aliment des organes de sa dépendance.

Le cerveau étant formé par les matériaux immédiats des substances végétales, il est naturel que les principes qui sont fournis au poumon par l'hydrogène et le carbone, par suite de la dépuration de ces matières dans le système circulatoire, qui les dépouille de leur partie animale ou concrète, sont les seuls qui peuvent donner à l'organe central des sensations ses moyens de réparation et de nutrition; et ce qui démontre que les fluides composés des corps lumineux et électrique, pénètrent tous nos organes en raison de leur nature, et que leur action est diversement modifiée selon leur état de liberté ou de combinaison; c'est que ces mêmes principes, étant versés dans le poumon, servent à la formation du sang rouge, et transmettent à toutes nos parties, par suite de leur animalisation ou incorporation, l'élasticité et la force nécessaires aux mouvemens qui en dépendent.

Le sang rouge est donc un produit chimique qui renferme les forces qui régissent nos sensations et nos mouvemens; tandis que les nerfs sont les conducteurs naturels des fluides invisibles et élastiques que les sécrétions artérielles fournissent à leur action.

Ce qui précède prouve à l'évidence (1) que les principes de la vie des végétaux qui composent essen-

(1) Les principes de la force d'animation existent donc dans le sang rouge, et la chaleur animale est le résultat nécessaire de la combinaison des élémens qui composent cette force; ainsi, les forces de la vie sont renfermées dans la chaleur, au degré nécessaire à son entretien, et le sang rouge est le produit sensible qui la retient dans un état de combinaison; il y a conséquemment autant de chaleur latente ou combinée dans le sang rouge, qu'il s'en est dégagé lors de sa formation; puisque la condensation des élémens nécessaire pour former le sang rouge, n'a eu lieu que par suite du dégagement du calorique au degré fixé par la nature, pour le maintien de l'existence : cela nous explique comment le sang rouge, qui est combiné dans le sperme comme le chyle et la lymphe (*nous l'avons démontré ailleurs*), renferme la chaleur de la vie qui se reproduit, par des circonstances particulières, au

tiellement le chyle (*l'hydrogène et le carbone*) sont les matériaux de l'animalisation, par suite de la transformation de ces matières dans le poumon, où elles prennent la nature organique; que

---

degré nécessaire à la reproduction de l'espèce. Le sang rouge est donc le germe du fœtus, et cette chaleur vitale qui se dégage de l'enveloppe qui la renferme, est nécessairement le premier effet de la vie. La force d'ultraction, ou la puissance de la nature, détermine sa combinaison avec le chyle et la lymphe pour le développement des organes qui composent l'édifice du corps humain. C'est donc le sperme, qui renfermera la chaleur animale à un degré plus élevé, qui sera le moteur de la vie et de l'organisation, en déterminant le sexe du fœtus.

Les expériences de Spalangani confirment cette théorie, puisqu'elles constatent qu'une liqueur à trente-deux degrés et une à dix-sept degrés, employées en même temps sur des œufs différents, et ensuite conservées à une température égale au moindre de ces degrés, ont eu des développemens plus rapides l'une que l'autre en raison du degré de leur calorique.

Les organes ne reçoivent leur activité que des matériaux de la nutrition, et les trois opérations organiques qui complètent cet acte, quoique essentiellement liées l'une à l'autre, sont néanmoins indépendantes, ainsi que les forces qui les déterminent. C'est par leur concours réciproque que le sang artériel compose les trois parties distinctes qui constituent sa nature : les forces vitales et organiques sont donc renfermées dans ce sang, et la vie ne peut se transmettre que par son moyen; puisque les principes qu'il reçoit des substances qui nous nourrissent (*l'air et les alimens*) constituent sa vitalité et sa force, qui démontrent que l'activité de la nature est liée à l'existence de la matière : mais la vie vient de la vie, sa racine est dans les radicaux ou matériaux primitifs des

les principes les plus élastiques et les plus diffusibles de ces corps sont transmis dans cet organe par les extré-

---

subtances animales et végétales, et non dans la matière qui résulte de la combinaison de ces élémens (*le chyle et la lymphe*).

C'est donc la partie rouge du sang qui est le germe de la vie du fœtus, et c'est le sang des parens qui donne la vie à l'embryon, parce qu'il reproduit les organes; tandis que ceux-ci devraient être les principes de la vitalité, dont ils ne sont que les agens, s'ils étaient les moteurs de l'organisation; et il faudrait qu'ils aient préexisté à sa formation : supposition absurde, puisque les alimens et l'air ont une puissance motrice innée, qu'ils transmettent au sang en lui fournissant les matériaux de la composition des organes. C'est par le moyen des principes qu'ils fournissent à l'organisation, que les animaux et les végétaux jouissent de leurs facultés végétatives ou organiques et reproductive; ce qui confirme cette proposition, c'est que l'oxigène est le principe matériel de la vie des animaux, de la même manière que l'hydrogène, est le principe de la vie des végétaux.

Ces principes sont aussi opposés entre eux, que le sont les substances qui les fournissent, ou que le sont les organes qu'ils doivent reproduire. En effet, c'est par le secours des végétaux, par les racines de leur vie (*l'hydrogène et le carbone*) que se compose la deuxième partie de nous-mêmes (*l'organe des sensations*), tandis que l'oxigène forme la partie essentielle et prédominante dans l'organisation (*le sang et le cœur, ainsi que les organes de leur dépendance*).

C'est donc le sang rouge ou les principes avec lesquels il est composé qui constituent les forces de la vie, ou les racines de l'organisation; tandis que le chyle et la lymphe sont les matériaux physiques, au moyen desquels ces principes acquièrent les formes qui composent le corps humain.

mités capillaires, artérielles et nerveuses, et s'y combinent avec le principe de la vie des animaux (l'*oxigène*), *pour acquérir la nature des forces qui constituent la vie, ou pour composer la chaleur animale au degré nécessaire à la conservation et à la reproduction de l'espèce*, et que le sang rouge est le produit de la combinaison des forces chimiques de l'organisation végétale et animale.

Ce phénomène admirable de la nature est conforme aux lois de l'organisation, puisqu'il rend compte de tous les problèmes de la vie, qu'il explique ceux de l'animalisation et de l'animation, et qu'il fait connaître la cause de l'absorption constante de l'air vital par les organes respiratoires et par l'organe immédiat de la digestion.

Il explique aussi l'affinité de l'hydrogène avec l'oxigène, et démontre que ce dernier corps est évidemment le principe de la force vitale, puisqu'il convertit les matières végétales en substances animales vivantes. Il n'est pas moins constant que ce principe animateur ne peut être mis en action que par l'influence ou l'excitation d'un autre principe, puisque nul corps ne peut éprouver de modifications que par l'influence d'un autre qui réagisse sur le premier par sa propre force : ce qui fournit la preuve de cette double proposition, c'est que ces deux agens inséparables de l'organisation doivent être réunis et combinés avec le carbone pour composer le sang rouge sans lequel la vie ne peut se réparer; c'est pour cette raison que ces élémens sont mis en contact permanent dans le poumon (*comme le confirment les expériences de M. Magendie*), pour renouveler sans cesse le principe de l'existence, puisqu'il est reconnu que la chaleur animale ne peut se réparer sans le concours réciproque de ces principes organisateurs, et sans le renouvellement constant de la partie rouge du sang artériel qui est le produit de leur combinaison.

Si ces données sont conformes aux lois de l'organisation, il doit nécessairement en résulter que les mouvemens du cœur sont la suite et non le principe de la circulation. Ce qui vient à l'appui de cette conclusion, c'est que les pulsations d'un côté du corps ne correspondent pas toujours pour le nombre avec celles du côté opposé : De Hœen avait déjà fait cette remarque qui trouve de fréquentes applications ; tandis qu'elle serait dénuée de toute vraisemblance, si les battemens des artères venaient uniquement du cœur.

Le sang artériel est un composé organique et assimilateur, destiné à la nutrition et aux développement de toutes nos parties. Les sécrétions constantes qu'il détermine donnent lieu aux pulsations qui en sont la suite. La circulation s'opère dans les animaux privés de cœur, tels que les sangsues, etc. ; cela prouve que le sang a un mouvement vital qui est de sa nature, lequel est augmenté, dans le système artériel, par l'effet des dépurations qu'il exerce pour le développement et la nutrition des organes.

S'il est donc vrai que l'hydrogène, fluide éminemment électrique et inflammable, soit l'excitateur du sang artériel (1), et qu'il en détermine le mouvement, il est naturel de conclure que le sang artériel est le conducteur de la chaleur animale, ainsi que de la sensibilité et de la contractilité organiques, dont il renferme les principes, puisqu'il transmet constamment au poumon, par l'intermède des nerfs, l'hydrogène et le carbone des végétaux qui, dans cet

(1) En effet, le sang artériel est le produit du travail des organes chargés de rassembler les matériaux qui le composent; il est donc l'excitateur de la vie, ou le conducteur de l'excitation produite par les alimens qui sont ses excitants naturels. Leurs principes ou leurs matériaux immédiats étant étrangers à l'étathy p-sique du sang, sont les moyens d'excitation que la nature m eten action pour produire dans le système artériel, qui est leur conducteur naturel *, les phénomènes organiques au moyen desquels la vie se maintient et se renouvelle à chaque instant. En effet, c'est au moyen des principes qui constituent la nature des alimens, que les organes acquièrent les forces nécessaires à leur vitalité et à leur développement. Ce sont ces mêmes principes (*l'hydrogène et le carbone des végétaux*) qui donnent lieu aux pulsations des artères, et qui, devenant dans le poumon partie constituante du sang rouge, transmettent au sang artériel le mouvement qui lui est propre; ce sont ces mêmes principes végétaux qui, en circulant dans sa masse, deviennent les conducteurs naturels du fluide électrique qu'ils renferment.

Priestley, dans son Traité de l'électricité, tome III, page 315, a constaté, par de nombreuses expériences sur des parties muscu-

* Voyez la Nouvelle Doctrine pages 140 et suivantes.

organe, s'emparent, avec avidité, de l'oxigène de l'air pour leur servir d'aliment, et renouveler sans cesse le sang rouge, sans lequel la vie ne peut se maintenir ni se réparer; ce qui prouve que cette partie colorante est essentiellement élémentaire, et qu'elle est la force motrice de la circulation. Nous avons, en effet, démontré que les matériaux qui la composent ont été

---

culeuses de différents animaux et sur des morceaux de moelle allongée, que ces substances étaient des conducteurs d'égale bonté. Il rapporte les expériences dans lesquelles il fit passer de très-fortes commotions à travers le cœur et les poumons de différentes grenouilles.

Mayduyt prétend que l'électricité retarde sensiblement la putréfaction de la chair, du sang et du lait, et qu'elle accélère beaucoup celle de la bile et de l'urine. J'ajoute que ces phénomènes opposés ont lieu parce que le principe électrique est un principe végétal opposé à la nature du sang dont il est l'excitateur naturel; tandis qu'il est analogue à la nature de la bile, dont l'hydrogène fait la base.

L'abbé Bertholon a fait un ouvrage sur l'électricité des végétaux, dans lequel il démontre que cette propriété est essentielle à leur nature; ce qui rend compte parfaitement du mouvement intestin que le chyle produit dans le sang artériel par le dégagement considérable d'hydrogène et de carbone, qui est la suite de l'incorporation de sa partie oxigénée dans le système circulatoire.

Priestley a constaté que plusieurs animaux ayant été tués par des décharges électriques, on ne découvre pas, en les disséquant, la cause qui les a fait périr : il est donc naturel d'admettre que cette cause agit sur des parties qui échappent aux recherches anatomiques, puisqu'elles constituent la vie dans son principe.

puisés dans l'air et le feu, ou dans les végétaux, leurs produits.

Les végétaux, les animaux, l'homme par conséquent, subissent les mêmes lois, et reçoivent les mêmes influences que les corps non organisés ; c'est-à-dire, que tous sont diversement modifiés par l'air, la lumière et le calorique, seuls agens par lesquels s'exécutent les phénomènes imposants de la vie et de l'organisation générale. Tout s'anime, tout se meut autour de nous, sans qu'il soit possible d'en assigner d'autres causes que celles que nous venons de signaler. Ces principes sont donc des forces réelles dont l'existence et les effets incontestables agissent, par des lois uniformes bien connues, sur tous les êtres de la nature. Ainsi l'harmonie de l'univers consiste dans l'enchaînement universel de tous les corps visibles et invisibles qui en composent la masse ; et les forces qui la composent agissent réciproquement les unes sur les autres, suivant certaines lois qui résultent des rapports admirables qui les lient aux minéraux, aux végétaux, aux animaux et à l'homme. Celui-ci est le tronc principal de la nature, c'est-à-dire, le produit de la combinaison des forces qui la composent.

A l'aide de ces principes animateurs, la nature (*c'est-à-dire, l'universalité des corps en mouvement*) crée, alimente et reproduit, à chaque instant, la vie sous nos pas ; elle la soutire des régions célestes, des entrailles de la terre et de la masse des eaux ; elle peuple à son gré, ou suivant le genre de matériaux qu'elle rencontre; l'air, d'oiseaux ou d'insectes; les mers, d'innombrables familles de poissons; notre sol, de riches végétaux, de reptiles et d'animaux de toute espèce. Avec le temps, la chaleur et l'humidité, sa main puissante façonne ou trouve partout des germes à féconder et à faire éclore; parce que tous les élémens mobiles dont elle dispose, tendent sans cesse à se combiner et à s'organiser en raison de leur pésanteur spécifique, ou selon d'autres lois éternelles, bien connues pour la plupart; mais dont quelques effets seulement se dérobent encore à nos recherches par l'extrême complication de leurs causes.

C'est donc par l'action de ces agens animateurs que le sang rouge acquiert la vitalité, qui constitue sa nature de force organique. En effet, l'hydrogène, principe excitateur de la vie, circule avec le sang, et est sans cesse porté vers le poumon, par les extrémités capillaires artérielles et nerveuses, pour être vivifiée par le contact de l'air qui frappe constamment l'organe respiratoire. On sait que la vie, commencée par la respiration, cesse avec elle, quoique le corps reste encore parfaitement organisé; l'air imprime donc le mouvement de la circulation au sang qui charrie avec lui les autres fluides organisateurs, et l'abord de l'oxigène au poumon est visiblement le point de départ du mouvement et de la vie de toute l'économie animale. Si l'embryon vit sans respirer, c'est parce que le placenta est la principale source de sa nutrition, puisqu'il ne reçoit point de sang de la mère, et que cet organe remplit chez le fœtus les fonctions dues à l'action des poumons chez l'adulte (1).

On entend par vie l'ensemble des forces en vertu desquelles s'exercent tous les mouvemens qui la composent; ainsi chaque molécule sensible ou organique suppose l'action de deux forces unies entre elles par leurs parties les plus élémentaires; puisque nul corps ne peut éprouver de modification dans sa nature intime que par l'influence d'un autre, et que celle-ci ne peut s'exercer qu'entre les élémens ou les parties les plus simples qui composent les corps; ainsi la force propre à chaque partie réside dans les principes de son organisation. Telle est la cause du mouvement des corps, qui augmente en raison de leur élasticité ou de leur ductilité, et qui diminue plus ils sont denses ou compactes; ainsi les mouvemens des plantes (2) et des

(1) Voyez la Nouvelle Doctrine, article Nutrition du fœtus, sur la reproduction de l'homme.

(2) M. Henri-Charles Schultz, médecin à Berlin, dont nous avons déjà cité les observations microscopiques sur la circulation du suc propre dans les végétaux, prouve que les globules qui se réunissent pour former ce suc, ont un mouvement double, ascendant et descendant qui leur est propre, qu'ils s'absorbent tous et sont à l'instant même reproduits par d'autres. Il ajoute : « que ces globules » n'ont pour ainsi dire pas d'existence réelle, mais qu'ils subissent » des changemens continuels, de sorte qu'on chercherait en vain à » déterminer leur volume, leur forme et leur couleur, à moins » qu'on cessât d'avoir au rapport vital dans lequel ils se trouvent » eu égard les uns aux autres; erreur qui a été commise jusqu'à

animaux sont relatifs à la quantité des fluides invisibles qui entrent dans leur composition intime. Telle est aussi la cause de l'équilibre qu'ont entre elles toutes les parties solides et fluides qui composent les corps, elles exercent les unes sur les autres une action réciproque qui unit leurs molécules, dans l'intérêt des mouvemens qui en résultent. Ainsi la vie consiste dans l'harmonie ou l'enchaînement mutuel des principes qui composent la nature des forces qui la constituent; puisque les élémens qui la composent agissent sans cesse les uns sur les autres, suivant certaines lois qui résultent de leurs rapports avec tous les êtres en mouvement. C'est donc dans les tuyaux capillaires des deux ordres de vaisseaux artériel et nerveux, puisque c'est par leur concours réciproque que se composent les systèmes divers de l'organisation, et dans les fluides invisibles qu'ils renferment,

---

» ce jour, même par les plus grands naturalistes au sujet des glo-
» bules du sang des animaux » Haller a rassemblé dans sa grande Physiologie une multitude d'observations sur les rapports mécaniques des globules du sang; mais il n'a eu aucun égard à leurs rapports vitaux. On n'a jamais considéré les globules que comme des parties indifférentes les unes à l'égard des autres, et tantôt on niait qu'ils fussent mobiles, tantôt on croyait que le mouvement leur était communiqué par les vaisseaux, ou d'une autre manière quelconque; mais toutes ces vues sont erronées. Les globules du sang se meuvent sans cesse les unes par rapport aux autres, et le mouvement leur est propre; il ne leur est pas communiqué.

que se trouve la raison du mouvement de nos corps ; et de la force en vertu de laquelle s'organisent les molécules sensibles qui les composent, lesquelles deviennent visibles dans les vaisseaux artériels et veineux : ainsi c'est par la chaîne des métamorphoses des élémens que se composent les pouvoirs organiniques au moyen desquels les corps acquièrent les formes physiques nécessaires aux mouvemens qui en dépendent ; aussi c'est dans le système capillaire des organes que l'assimilation a sa source, et que s'exercent les phénomènes les plus importants de la vie.

Les fonctions nutritives et assimalatrices, dans les êtres vivants, augmentent et fortifient la force vitale, par l'accumulation des sucs nourriciers qu'elles élaborent et qu'elles sécrètent lorsqu'ils deviennent surabondants, pour en composer les matériaux physiques de la reproduction. Cette humeur sécrétée qu'on appelle sperme, est mise en mouvement par le stimulus des organes sexuels vers lesquels elle se porte et où elle subit une seconde élaboration, telle qu'on l'observe dans le calice des fleurs, ou dans l'utérus des femelles ; puisque les matériaux physiques de la reproduction ne peuvent se réunir ou se combiner que sous la dépendance, et par l'action des élémens de la nature ou des forces essentiellement actives de l'organisation. La reproduction de l'espèce est alors le résultat nécessaire des forces réunies de la nutrition et de l'assimilation mises en action par l'air et le feu, qui sont les matériaux chimiques et les principaux moteurs de l'organisation et de la vie.

La plupart des anciens philosophes ont constaté cette vitalité dans le sang, que J. Hunter confirme, de la manière la plus convaincante, en prouvant que ce fluide vital renferme le principe qui fait mouvoir les muscles; et ce qui démontre que la réciprocité d'action des forces essentiellement actives (1), dont se composent les deux règnes organiques, et dont la combinaison réciproque constitue la nature animale, est indispensable pour entretenir l'équilibre entre la réparation du sang artériel, et la consommation des principes de la vie, c'est que celle-ci ne peut se maintenir sans la formation constante du sang rouge, qui ne peut se renouveller qu'au moyen des matériaux qui constituent sa nature, et qui ont été puisés dans les alimens qui sont les produits de leur combinaison.

Ainsi la vie ne peut être maintenue que par l'élément sensitif, dont l'air et le feu renferment les principes; et c'est par la puissance de ces matériaux, fournis par les végétaux à la circulation, pour donner lieu aux sécrétions qui en dépendent, que le cœur reçoit sa faculté motrice, comme le prouvent les expériences de Legallois sur le principe de la vie; on peut conclure de ce qui précède que les

---

(1) L'air et le feu.

les matières végétales vivantes doivent se nourrir de produits opposés à ceux qui nourrissent les animaux.

En effet, les premiers tirent leur nourriture des produits excrémentitiels qui résultent de la combustion respiratoire des animaux, tel que l'acide carbonique; ainsi la plante, dans l'état de vie, débrûle les corps brûlés, elle forme des combustibles, tandis que l'homme, par ses fonctions vitales et organiques dont l'action est réciproque et constante pour renouveler sans cesse les deux modes de son organisation chimique et physique (1), combure les matières végétales en incorporant dans leur substance l'oxigène que la plante rejette dans son état de vitalité, pour s'emparer du carbone qui lui est fourni par la respiration des animaux. Celle-ci est une vraie combustion qui exhale de l'acide carbonique, et qui ne laisse plus que l'azote qui est rejeté dans l'expiration en quantité égale à celle qui a été inspirée, comme le prouvent les expériences ingénieuses de M. Edvards.

C'est donc dans des organes opposés que l'assimilation de ces matières diverses doit avoir lieu, ce qui est naturel, puisque les produits qui en résultent sont de nature différente, comme les substances qui

(1) Ces deux modes constituent la vie qui est le résultat de l'action réciproque des matériaux inverses, végétaux et animaux, nécessaires à son entretien, ainsi qu'aux sécrétions qui en dépendent.

les fournissent (1). M. Thénard confirme cette vérité par une remarque de la plus haute importance ; il dit, Traité de Chimie, tome III, page 566 :

« Ce sont les matières animales qui sont les plus « faciles à digérer, parce qu'elles se rapprochent le « plus de notre nature ; et c'est pourquoi, sans doute, « les carnivores ont un tube digestif beaucoup moins « long que les herbivores ; ceux-ci ont même souvent « plusieurs estomacs. »

Ceci fait connaître que les herbivores et carnivores doivent avoir des organes digestifs plus compliqués et analogues aux substances d'espèce différente, qui servent à leur nutrition ou à leur développement.

Il parait donc certain que la dissolution des matières végétales et animales a lieu dans l'estomac et dans le tube digestif pour le renouvellement constant de la chaleur animale au moyen des matériaux chimiques qui composent ces substances, tandis que le foie est chargé essentiellement de rassembler et de réunir les molécules physiques de nature inverse aux premières, par un mécanisme double, dont le produit est une véritable oxidation animale, remarquable en ce qu'il rejette les matières végétales pour composer la bile par l'effet de ses sécrétions, tandis

(1) C'est ce que prouvent les expériences de MM. Tiedeman et Gmelin, dont nous avons déjà fait connaître les résultats. (Voyez aussi la Nouvelle Doctrine sur la reproduction de l'homme.)

qu'avec les matières animales (1), dont l'azote et le carbone sont les bases, il compose le sang veineux qui est versé dans le système artériel pour former la partie fluide (2) du sang de même nature. Cette partie ne diffère des deux autres que par la proportion différente des principes qui entrent dans la composition de chacune d'elles : celle-ci n'est donc pas transformée en sang rouge, comme le dit M. Magendie, puisque la partie colorante du sang forme une partie distincte des deux autres.

---

(1) L'albumine qui forme le séroux du sang ou la lymphe, contient sur cent parties, 52,883 de carbonne, 23,872 d'oxigène, 7,540 d'hydrogène; 25,705 d'azote. (Voyez *MM. Gay-Lussac et Thénard*, *Recherches physiques et chimiques, tome II.*)

(2) Voyez la Nouvelle Doctrine, page 145 et suivantes.

ARTICLE IX.

De la force d'attraction, et de l'assimilation ou oxigénation des matières alimentaires.

Les végétaux et les animaux tiennent de l'air leurs fluides organisateurs et assimilateurs, comme ils tirent de la lumière et du calorique, leur couleur, leur saveur, leur combustibilité ou leur tendance continuelle à la décomposition ou à la dissolution; puisque ces matériaux de la vie et de la mort de tous les corps organisés tendent sans cesse, en raison de l'activité de la nature, à retourner vers leurs principes pour changer d'état et servir à de nouvelles combinaisons ou productions.

Ces principes de l'univers président à l'organisation de la matière, comme ils président à sa dissolution, puisqu'ils ne peuvent changer dans leur nature; c'est pour cette raison que ces élémens agissent sans cesse réciproquement les uns sur les autres, suivant certaines lois qui résultent de leurs rapports, et ces rapports lient et font différer entre eux les minéraux, les végétaux, les animaux et l'homme. Celui-ci est le tronc principal des modifications de ces principes, ou l'état de perfection des combinaisons au moyen desquelles se compose l'universalité des êtres en mouvement.

Les plantes et les animaux ne sont que des modifications diverses de ces principes, ils ne diffèrent l'un de l'autre qu'en raison de la combinaison variée des matériaux qui constituent l'espèce, et de laquelle résulte la grande variété de la nature.

C'est pour cette raison que les principes des plantes et des animaux, où les matériaux immédiats qui constituent les diverses transformations de la matière, se réunissent et se combinent pour composer la perfection humaine, ou pour former les deux parties principales qui composent l'économie animale; parties opposées entre elles par leur organisation et leurs usages, comme elles le sont par les matériaux qui constituent leur nature, ou comme le sont l'animal et la plante dont les matériaux réunis ou combinés composent l'édifice du corps humain.

C'est par une raison semblable que la dissolution des corps a pour résultat nécessaire leur transformation dans les matériaux immédiats qui composent leur nature, parce que ces matériaux doivent retourner à leurs principes pour servir à de nouvelles combinaisons, ce qui est naturel, puisque ces principes sont des émanations de l'air, de la lumière et du calorique généralement répandus dans l'espace.

Les matériaux immédiats qui constituent chaque espèce se manifestent donc par leur dissolution qui n'est autre chose que leur transmutation dans les principes qui les composent, et qui forment leurs caractères distinctifs et essentiels. Les mêmes principes se représentent par la dissolution de ces matières, puisqu'ils sont essentiellement liés à leur composition ou à leur organisation.

Il faut conclure de ces données sur la chimie végétale et animale que la combinaison différente des principes qui constituent chaque règne, se manifeste par leur dissolution, qui n'est autre chose que leur transformation dans les élémens dont la diverse proportion compose la nature de chaque règne.

C'est donc par la force d'attraction qui *gazéfie* ou qui concrète les substances, à raison des lois de l'affinité qu'ont leurs parties respectives, que peuvent et doivent s'expliquer toutes les transformations qui ont lieu dans l'économie des corps vivants. Ainsi la dissolution des alimens par l'estomac, leur assimilation et animalisation par le foie et le poumon (*ce qui constitue les trois modes de nutrition nécessaires à la composition du sang artériel*), la formation de la matière prolifique ou germe reproducteur, le renouvellement constant de la chaleur animale, en un mot tous les phénomènes vitaux et organiques se rattachent à une seule chaîne dont les anneaux, étroitement serrés, ne souffrent ni interstices ni lacunes; par conséquent les mêmes élémens ou substances, c'est-à-dire, l'oxigène de l'air, l'hydrogène de l'eau qui comprend dans son domaine le calorique, les fluides lumineux, électriques, et les alimens où entrent le carbone et l'azote, tantôt dégagés, tantôt diversement combinés, composent, développent, entretiennent et reproduisent la vie avec toutes ses dépendances.

L'air et les gaz invisibles qu'il renferme sont donc les seuls matériaux des corps sensibles ou visibles, puisque ceux-ci, brûlés ou détruits d'une manière quelconque, retournent dans l'air et redeviennent ce qu'ils étaient avant leur transformation organique; il faut conclure de là que ces mêmes fluides invisibles représentent la totalité des corps sensibles qu'ils sont capables de produire. C'est donc au moyen de cette affinité élective entre ces principes et les organes que peuvent et doivent s'expliquer toutes les transformations qui ont lieu sans cesse dans l'économie des corps vivants. C'est dans cette double affinité que se trouvent toutes les conditions de l'organisation, puisqu'elle présente celles du système des forces qui la composent.

Il est naturel, pour que ce système de force puisse s'établir, de concevoir que l'élément le plus éminemment doué d'énergie et d'élasticité doit être nécessairement le moteur de la vie; et que celui des deux principes qui participe de cette propriété dans un degré inférieur, exerce sur le premier la réaction nécessaire pour que le mouvement qui doit résulter de cette lutte inégale puisse exercer son pouvoir, et donner lieu aux corps sensibles qui composent l'organisation. C'est donc dans leurs élémens que les matériaux de la nutrition doivent se transformer, pour que le mécanisme qui maintient l'organisation puisse exercer son influence sur la vie, qui est son résultat.

L'estomac et le poumon sont donc chargés conjointement, mais par un mode inverse et analogue aux substances sur lesquelles ces organes exercent leur action, de s'emparer de la partie gazeuse, élastique et diffusible de ces corps, pour maintenir la chaleur animale et déterminer les phénomènes qui donnent lieu à nos sensations; tandis que les systèmes artériel et veineux, dont le poumon et le foie sont les organes sécréteurs, s'emparent des matériaux physiques des mêmes substances pour fournir aux organes les matériaux nécessaires à leur nutrition et à leur développement. En effet, l'estomac fournit, par la dissolution des alimens, les matériaux nutritifs (*l'hydrogène, le carbone et l'azote*) propres à être comburés ou animalisés par l'air vital, principe de sa force de nutrition; tandis que celui-ci renouvelle sans cesse, par l'action immédiate du poumon, la matière comburante ou oxigénante nécessaire à l'animalisation.

C'est donc par l'effet de la combustion ou de l'oxigénation animalisante des matériaux primitifs de la formation des composés végétaux que se dégage le calorique nécessaire à l'entretien des forces qui dirigent la vie, lorsqu'en même temps leurs bases, devenues solides ou physiques par suite de ce dégagement, s'incorporent dans les parties qu'elles doivent nourrir et développer pour le maintien de la vie organique.

La partie rouge du sang est donc composée de

l'hydrogène et du carbone, des matières végétales comburées et animalisées dans le poumon, tandis que les principes impondérables de ces corps s'en dégagent par l'effet de leur combinaison, pour renouveler à chaque instant la chaleur animale.

Les parties physiques et chimiques de l'hydrogène, du carbone et de l'oxigène, concourent ainsi simultanément à l'exercice de la plus importante fonction de la vie elle-même, puisque celle-ci s'éteint dès que la chaleur animale cesse de se renouveler.

La dissolution des alimens n'est donc autre chose que leur combustion, leur oxigénation ou leur animalisation; et c'est pour arriver à ce résultat que l'air lui-même est décomposé dans cette opération pour fournir le principe duquel dépend la combustion. L'hydrogène de la salive, de la bile, de l'eau même qui entre dans la composition des matières alimentaires en forme la matière combustible (1), qui est fondue par le calorique par l'effet de la dissolution de ces matières dans l'estomac; tandis que l'action du système artériel, s'emparant du calorique pour donner au sang sa chaleur, fixe l'oxigène de l'air dans le corps combustible pour en produire la combustion. Le chyle et la lymphe sont donc des corps brûlés ou

(1) Newton a deviné que l'eau contient un corps combustible, se fixant dans les corps organiques et y formant un des principes des combustibles composés qu'ils contiennent.

combinés avec l'oxigène (1), tandis que le dissolvant de l'oxigène s'unit avec l'hydrogène de ces matières, pour tenir ce dernier sous la forme gazeuse qui lui est nécessaire pour parcourir le système artériel, maintenir sa chaleur animale et déterminer les phénomènes les plus cachés de la vie. N'est-il pas évident que les substances végétales animalisées sont composées principalement de carbone et d'hydrogène, et que l'oxigène, qui fait partie des produits chimiques que renferment ces matières, est le principe et la cause de leur transformation en chyle ou matière animale? ne doit-on pas conclure de ces données, sur la composition du chyle, que ce produit végétal est essentiellement un oxide de carbone et d'hydrogène? qu'il est principalement formé de matériaux volatils, et que c'est parce qu'il est volatil par sa nature, que les alimens végétaux dont il est produit ne suffisent pas pour la conservation des animaux, qui ont besoin de se nourrir de chair, pour fournir au renouvellement

(1) M. Dupuytren a observé sur le chyle des chiens, et M. Emmert sur le chyle des chevaux, que le fluide peut être considéré, jusqu'à un certain point, comme du sang, moins de la matière colorante et plus de la graisse. (Voyez Thèse soutenue à l'Ecole de Médecine, et Annales de chimie, tome LXXX, page 81.)

M. Vauquelin pense que la partie grasse du chyle est semblable à la matière grasse qu'il a trouvée dans la matière cérébrale; ce qui est conforme à nos observations. *Voyez la Nouvelle Doctrine.*

de la lymphe qui seule renferme l'azote nécessaire à leur nutrition? Aussi les matières animales sont-elles particulièrement nutritives et assimilatrices, par la raison qu'elles renferment une grande quantité d'azote. (Voyez Annales de Chimie et de Physique, tome III, page 66.)

L'azote, l'un des élémens des matières animales, provient donc d'alimens animaux, puisque l'on ne peut admettre, comme le dit M. Thénard, qu'il se forme dans l'acte de la digestion; et l'on sait qu'il n'est point absorbé dans celui de la respiration, si ce n'est peut-être comme le remarque le même savant, dans quelques classes d'animaux : j'ajoute que si cette absorption a lieu dans les poumons de quelques classes d'animaux, c'est principalement chez ceux qui sont herbivores.

Ces observations se rapportent parfaitement aux expériences très-curieuses de M. Magendie, sur les propriétés nutritives des substances qui ne renferment point d'azote. Il a observé que les chiens qu'on ne nourrissait que de gomme, d'huile d'olives, d'eau distillée et de sucre, commençaient à maigrir au bout de huit à dix jours; qu'à dater de cette époque leur état d'amaigrissement augmentait de plus en plus, et qu'ils mourraient tous dans l'espace de trente à trente-six jours.

N'est-il pas démontré, d'après cela, que les substances végétales composées seulement d'hydrogène, d'oxigène et de carbone, ne peuvent être prises pour unique aliment que pendant un certain temps, et que par conséquent celles-ci doivent renfermer une certaine quantité d'azote pour être nutritives et assimilatrices. J'ajoute à ces remarques importantes, que la lymphe, produit des substances animales décomposées, fournit cette matière essentiellement nutritive et assimilatrice, qui n'existe que dans une petite quantité dans les plantes; c'est pour cette raison que nous avons besoin d'une nourriture animale et végétale; ce qui explique pourquoi les principes des végétaux servent à former le sang rouge et à composer la chaleur animale, et pour quelle fin l'azote n'est point absorbé dans l'acte de la respiration (1); tandis que

---

(1) M. Edvards, dans un Mémoire sur l'expiration et l'inspiration de l'azote, lu à l'Académie des sciences en décembre 1822, et par conséquent postérieur d'un an à la publication de mon ouvrage, qu'il a omis de citer, croit avoir annoncé le premier :

« Que les animaux placés dans des circonstances semblables » expirent le gaz azote en quantité à peu près égale à celle qu'ils » ont inspiré; mais que si l'on substitue à ce gaz de l'hydrogène » pour former un air factice composé d'oxigène et d'hydrogène » dans les mêmes proportions que contient l'air atmosphérique, » on trouve alors que le second de ces gaz, dont l'exhalation n'est » point un produit de la respiration, est entièrement absorbé dans » l'organe respiratoire, où l'azote ni aucun autre gaz ne peut contrebalancer cette absorption. C'est ce que prouvent les expé» riences de M. Magendie (page 6 de son Journal de physiologie » expérimentale, 1er cahier. »)

J'ai déduit les mêmes conséquences sur l'absorption, ainsi qu'on peut le voir aux pages 103 et suivantes de mon livre, où j'ai expli-

les produits animaux composent, par l'action immédiate du foie, le sang noir ou la lymphe son produit.

La décomposition des alimens consiste donc essentiellement dans l'oxigénation du carbone et de l'azote, qui s'animalisent par la combustion (1) et dans une dissolution plus ou moins complète de l'hydrogène des matières végétales par le calorique, lequel ayant une très-grande affinité avec ce principe très-inflammable et immédiat de la végétation, détermine sur l'organisme des effets différents, suivant la plus ou moins grande rapidité de leur dissolution. On serait par-là conduit à conclure qu'il suffirait d'ajouter de l'oxigène et du calorique aux matières végétales pour les convertir en substances animales vivantes.

---

qué comment l'absorption de l'hydrogène et de l'acide carbonique atmosphérique forme l'eau qui lubrifie sans cesse les conduits aériens et digestifs.

J'ai ainsi devancé dans ma Théorie les expériences faites depuis par M. Edvards, au moyen de l'air factice composé d'hydrogène et d'oxigène.

(1) La densité de l'air varie selon sa température, le froid le resserre et le contracte, la chaleur le dilate, en sorte que les corps rares deviennent denses par la consommation de l'oxigène qui est relative à l'état de raréfaction des corps. C'est par son moyen que les gaz passent à l'état solide; c'est pour cela qu'en se combinant avec eux il se dégage de son calorique pour leur donner sa nature vivifiante et les faire passer à l'état physique qui constitue la nature des forces, au moyen desquelles il préside à la formation de nos organes. L'état des corps change donc en raison de la densité de l'air qui, dégagé de son calorique, attire leurs parties élémentaires en raison de l'état électrique différent où il est par rapport à elles. Cette oxigénation change leur état, en les comburant, pour donner lieu aux diverses transformations nécessaires à la composition de nos organes.

L'oxidation du carbone et de l'azote est le phénomène principal de l'animalisation, de la nutrition, et la cause immédiate de l'accroissement dans les jeunes animaux; l'hydrogène ne figure dans nos organes et dans les végétaux qui le fournissent que comme produit excitateur qui joue le plus grand rôle dans l'organisation, en raison du fluide électrique et du calorique considérable qu'il développe dans ses diverses compositions et décompositions organiques.

Aussi a-t-il été constaté que le passage du chyle dans le sang, et son changement en matière animale, étaient accompagnés d'un dégagement considérable d'hydrogène et de carbone destinés aux usages les plus importants de la vie, disons mieux, à la vie elle-même, puisque ce dégagement la détermine et la renouvelle à chaque instant. En effet, ces gaz passent dans le poumon où ils composent le sang rouge par l'effet de leur combinaison avec l'oxigène atmosphérique.

C'est donc le calorique qui se dégage sans cesse du gaz oxigène pour s'incorporer avec l'hydrogène, avec lequel il a plus d'affinité, qui détermine la chaleur animale, et qui, suivant la plus ou moins grande célérité de cette combustion, forme, en se dégageant, ou de la lumière avec chaleur, ou de la chaleur sans lumière, ou ces deux effets tout à la fois.

Il est naturel que ces phénomènes combinés ne peuvent se manifester, ou que ces transformations ne peuvent avoir lieu simultanément qu'à une température très-élevée à laquelle le fluide électrique concourt essentiellement; aussi l'expérience vient-elle à l'appui de cette assertion, puisqu'il est prouvé qu'il faut une température d'environ cinq cent cinquante à six cents degrés pour que les corps soient lumineux.

M. Thénard en tire la juste conclusion qu'il n'existe point de combustion avec dégagement de lumière sans dégagement de calorique (*j'ajoute sans dégagement de fluide électrique*), et qu'elle doit toujours avoir lieu, tantôt avec dégagement de calorique seulement, tantôt avec dégagement de calorique et de lumière. (Voyez Traité de Chimie, tome I, page 132.)

C'est pour cette raison que l'estomac et le canal intestinal sont les siéges habituels des phlogoses, et que les organes pulmonaires ne sont pas moins exposés aux affections de cette nature, dont la cause immédiate est dans l'action de l'air et dans l'influence des matières premières qui composent les alimens sur les organes assimilateurs (1); et lorsque ces

---

(1) C'est pour cette raison que la chaleur animale est plus élevée chez les habitans des pays chauds que chez ceux des pays froids, et qu'elle varie aussi aux diverses époques de la vie à dater du premier moment de la formation de l'embryon; qu'elle augmente progressivement jusqu'au terme fixé par la nature pour son exclusion, et qu'elle acquiert successivement de nouvelles forces jusqu'à ce que le corps ait pris tout son développement, lequel est plus ou moins rapide en raison de la constitution individuelle, et de l'influence des climats sur les produits de la végétation : cette chaleur diminue à une certaine époque de la vie, en raison inverse de son développement, et en raison directe de la force des organes : c'est pour cette raison, qui rapproche les deux extrêmes, que les enfans qui naissent avant terme, vivent difficilement, parce que leur chaleur n'est pas encore développée au degré que la nature a

affections sont aiguës elles dérangent toutes les actions dont le cerveau est l'instrument. M. Piorry les décrit très-exactement lorsqu'il dit : (2) « Perception, attention, mémoire et jugement, imagination et volonté, « instinct comme intelligence, passion et caractère, « hallucination, distraction, oubli et induction faus-« sement tirés d'idées mal perçues, mal comparées « et mal jugées, apathie complète ou exaltation ex-« trême, fureur ou inertie, joie sans cause ou colère « sans motif, perversion de l'instinct ou impulsions « naturelles et salutaires, etc., tels sont les phéno-« mènes que l'estomac irrité détermine dans la pen-« sée, dans les actions qui en précèdent la formation, « ou dans celle qui sont une conséquence de l'enten-« dement et de la volonté. » Ainsi l'homme en délire a souvent, dans la souffrance de l'estomac, la cause première des dérangemens de sa raison ; et c'est par suite de l'affection primitive que les organes mobiles et les agens locomoteurs éprouvent des altérations plus ou moins profondes, donnent lieu aux phéno-

---

fixé pour la conservation de l'espèce humaine : il faut donc y suppléer en leur appliquant extérieurement une chaleur soutenue, jusqu'à ce qu'ils aient pris le développement qui puisse produire la chaleur à la température nécessaire à leur conservation. La chaleur animale est donc (*comme nous l'avons expliqué ailleurs*) le principe ou la première force de l'organisation et de la vie.

(2) Cet intéressant Mémoire est inséré dans le Journal complémentaire des sciences médicales, tome seizième, 63e. cahier. (Septembre 1823, page 200.)

mènes sympathiques causés par l'influence des matières que l'estomac fournit aux autres organes, pour devenir les matériaux de l'animalisation par suite des sécrétions dont ils sont chargés en raison de leur nature et des matériaux fixes ou volatils sur lesquels ils exercent leur influence. M. Piorry dit d'une manière très-ingénieuse (page 208 du même Journal), que les accidens sympathiques d'une indigestion varient suivant la nature de l'aliment ingéré qui donne lieu à des effets différents, en raison de sa nature. Cette réflexion judicieuse est féconde en conséquences relatives au mode de la dissolution de ces matières.

Ainsi l'air et les alimens sont en action et en contact permanents pour produire nos sensations par l'action des fluides impondérables et élastiques (1) qu'ils renferment, et qui deviennent libres par l'effet de la combustion des corps fixes que ces fluides abandonnent pour fournir aux organes les matériaux de leur nutrition et de leur développement.

Mais quoique la nature sépare sans cesse ces produits opposés pour remplir son double but, cependant tous les composés organiques renferment des fluides élastiques qui nous rendent compte des phénomènes qui accompagnent leur dissolution; c'est pour cette fin que l'hydrogène fait partie constituante de tous les composés organiques, parmi lesquels la bile joue un rôle si important (2). (*On se rappelle que*

---

(1) Voyez la Nouvelle Doctrine, pages 248 et suivantes.

(2) L'hydrogène et l'oxigène renferment dans leur nature, mais

le sang rouge, le premier et le plus essentiel de ces composés, est le produit de la combinaison de l'oxigène atmosphérique avec le carbone et les fluides qui constituent la nature éminemment élastique de l'hydrogène.)

---

dans des états différents et inverses (*puisque ces deux corps s'attirent réciproquement*), le fluide électrique qui entre avec eux dans tous les composés qui forment nos organes : cependant les tissus nerveux sont les meilleurs conducteurs du fluide électrique ; ils possèdent au même degré que les métaux cette faculté remarquable qui est en rapport avec l'organisation nerveuse; en effet, l'analyse constate que le tissu des nerfs renferme du fer dans sa composition ; il paraît d'après cela que le fluide électrique qui parcourt sans cesse la masse du sang, augmente sa chaleur et donne lieu aux mouvemens sécréteurs qui en dépendent, et qu'il est dans un état électrique contraire à celui qui parcourt les nerfs; il résulte de là que la faculté conductrice du sang est essentiellement modifiée par l'état de combinaison et de pression dans lequel se trouve le fluide électrique qui y est renfermé : l'expérience prouve en effet, que si l'on met en contact avec un nerf un des pôles d'une pile galvanique, et que l'on place l'autre pôle en rapport avec un muscle, on voit la fibre musculaire se contracter; de même le nerf reçoit une influence semblable si l'on fait passer le courant dans une portion nerveuse séparée du muscle. On peut conclure de ces résultats que le fluide électrique, en traversant la masse du sang, passe dans un filtre et devient une source féconde des changemens que le sang éprouve dans sa vitalité, en raison des sécrétions qui débarrassent le fluide électrique d'un fluide animal combiné avec lui, * et qui empêcherait son influence nerveuse s'il n'en

* (*Ce fluide animal est un corps solide renfermé dans les gaz hydrogène et oxigène ; il est probablement composé de particules métalliques qui entrent dans la composition du chyle et du cerveau.*)

Il est, d'après cela, évident que les tissus organiques, nourris par ce sang, doivent avoir l'élasticité et la ductilité des fluides auxquels il doit son état physique. C'est pour cette raison que le cœur, les poumons, etc., ont un mouvement propre, duquel le

---

était séparé par les dépurations qu'il subit par l'effet des sécrétions artérielles.

Il faut donc accorder à ce fluide une force motrice générale qui dirige tous les ressorts de l'organisation : et c'est aux conditions sous lesquelles il peut se présenter qu'il convient de rapporter la tension électrique, ou l'accumulation d'une seule espèce d'électricité qui se manifeste principalement à la surface des corps où elle se trouve alors à l'état de repos; tandis que le courant est déterminé par deux électricités inverses, dont les mouvemens contraires déterminent des phénomènes différents qui deviennent sensibles dans la contraction musculaire et la sensibilité nerveuse.

Le calorique et le fluide électrique sont donc sans cesse en mouvement dans l'estomac et dans le système circulatoire, et donnent lieu à tous les actes vitaux et organiques; c'est par leur secours que les matières premières qui composent les alimens sont tenues dans un état de combinaison ou de fusion dans l'estomac, sans lequel ils ne pourraient pas fournir au sang les matériaux qui le composent; c'est pour fournir ces matériaux que ces fluides élastiques abandonnent les corps solides qu'ils tiennent en suspension, pour les livrer au pouvoir de l'oxigène qui, exerçant un mouvement électrique inverse à celui des corps avec lesquels il se combine, donne lieu aux transformations dont le chyle est le produit.

On sait que l'oxigène est toujours électrisé négativement relativement à un corps quelconque *, et que par conséquent l'oxi-

* Voyez Chimie de M. Thénard, tome I, page 112.

mouvement du sang est indépendant, puisque celui-ci, en s'appropriant les molécules de sa nature, se meut sous l'influence des parties élémentaires qui les composent; celles-ci, en se combinant, passent à l'état physique nécessaire à la nutrition et au développement

---

gène est plus négatif que l'hydrogène, le carbone et l'azote, et que ceux-ci sont nécessairement positifs par rapport à lui.

Il est de même notoire que plus les corps ont d'affinité réciproque, plus est grande la différence de leur état électrique : ainsi deux corps électrisés différemment s'attirent toujours, et l'affinité chimique ne dépend que de la force électrique qui change en raison de la quantité d'oxigène nécessaire à son action : cette observation importante fait connaître la raison pour laquelle les corps combustibles qui composent les alimens attirent constamment l'oxigène pour se combiner et acquérir la vitalité que leur communique sa force électrique, qui est toujours d'autant plus développée, que l'action chimique est plus grande; celle-ci constitue les divers degrés de développement de ce principe qui paraît prendre sa source dans l'action même des corps qui se combinent; c'est ce qui détermine leur nature essentiellement électrique, et rend compte de l'action chimique qu'il exerce dans le sang artériel, en se combinant avec les autres parties (*le chyle et la lymphe*) qui composent sa nature. Le sang rouge est en effet dans un état électrique négatif, parce qu'il est dans le même état que l'oxigène qui le compose essentiellement; ce qui fait connaître pourquoi les corps combustibles que l'estomac fournit à son action, et qui sont dans un état positif par rapport à lui, sont attirés en même temps que l'oxigène (*en vertu de la force de l'attraction*) dans les vaisseaux lactés où ces corps de nature inverse se combinent pour composer le chyle.

De même, les corps combustibles qui se combinent avec l'oxides organes, ce qui ne leur fait rien perdre des forces qui leur sont essentielles, et qui sont destinées à transmettre, au composé vital qui résulte de leur combinaison, le mouvement nécessaire à l'infatigable activité du sang leur produit. Celui-ci circule donc par lui-même (1) sans le *stimulus* des canaux auxquels les écoles modernes attribuent ce pouvoir; mais ceux-ci étant élastiques, comme nous venons de l'expliquer, rendent sensibles les phénomènes qui dirigent son action.

Il est à remarquer que l'acide carbonique qui se trouve dans l'estomac (2), y est en quantité beaucoup

---

gène dans le foie et dans le poumon sont dans des états électriques inverses à l'état des organes qui les assimilent à notre nature, et contraires à l'état de l'oxigène qui est toujours négatif relativement à eux, pour qu'ils puissent se combiner avec lui : c'est ce qui détermine sa différente consommation qui est relative, quoiqu'inverse, à l'état des corps avec lesquels il se combine pour fournir au sang artériel les diverses parties qui le composent.

Ainsi tous les phénomènes de l'organisation s'expliquent parfaitement par le mécanisme du fluide électrique toujours en mouvement pour déterminer son action.

(1) Voyez la Nouvelle Doctrine, pages 74 et suivantes.

(2) Cet acide carbonique est absorbé et passe dans le sang avec les autres gaz que l'estomac renferme; il n'est pas étranger aux sécrétions artérielles et aux pulsations qui en dépendent; il est exhalé en grande partie pendant la respiration. Ainsi il est renvoyé de l'estomac où il a sa source dans le sang qui le renferme, tout formé, comme M. Vauquelin le fait remarquer dans ses cours, et est expulsé en grande partie par l'exhalation.

La production de l'acide carbonique et son exhalation constante

plus grande que celui que contient l'air atmosphérique introduit dans cet organe avec les alimens :

---

par les organes respiratoires des animaux placés dans l'hydrogène (*comme Spalanzani l'a constaté sur les limaçons*), prouve que l'acide carbonique, produit dans cette circonstance, est le résultat de l'exhalation : cette conséquence me donne l'occasion de faire observer que l'on n'a pas encore déterminé la nature de la matière transpiratoire : on sait seulement, d'après les recherches de Sanctorius, que la transpiration est très-faible pendant les trois premières heures de la digestion stomacale, qu'elle augmente d'une manière sensible en raison directe du développement des phénomènes de la digestion, et que les cinq huitièmes de la nourriture se perdent par la transpiration : il est d'après cela indubitable que le système exhalant rejette par la peau ainsi que par l'expiration une partie de l'acide carbonique (*qui se forme en très-grande quantité dans l'estomac par l'effet de la dissolution des alimens*), puisque les animaux placés dans le gaz hydrogène en produisent encore lorsque les mouvemens respiratoires ont cessé. Cette observation, fondée sur les expériences de Spalanzani, prouve que le corps muqueux qui fournit le gaz carbonique, doit composer, et compose en effet, une grande partie de la matière alimentaire, qu'il en produit la dissolution, qu'il est l'agent principal de la transpiration, et que la formation de ce gaz dans l'estomac donne lieu aux phénomènes importants de l'exhalation pulmonaire et cutanée. Il ne faut pas confondre la transpiration insensible avec la sueur : celle-ci est presqu'entièrement de l'eau, tandis que la première est une véritable sécrétion qui renferme une quantité notable de matière animale.

Il est, d'après cela, incontestable que les phénomènes de la digestion reposent sur les principes que j'ai développés et établis, et que ma théorie est fondée sur les lois de l'organisation.

c'est donc nécessairement aux dépens du corps muqueux que celui-ci se compose pour favoriser le mouvement qui donne lieu à la dissolution des autres parties alimentaires, laquelle produit nécessairement un dégagement considérable d'hydrogène par l'effet de la transformation de leur partie résineuse dans les corps combustibles qui composent leur nature.

C'est donc nécessairement le gaz acide carbonique qui est le dissolvant chimique des gaz que renferment les alimens (1), et l'hydrogène qui se dégage par l'effet de cette décomposition laisse échapper le calorique nécessaire à l'action du système artériel. Il est en effet reconnu que l'hydrogène est la substance simple qui contient le plus de calorique, et qui en laisse dégager davantage dans ses diverses compositions et décompositions.

C'est donc l'hydrogène, en raison des sécrétions qu'il détermine, qui donne au système artériel son mouvement et sa chaleur organiques : c'est aussi par l'action de l'hydrogène que l'oxigène exerce son influence sur les mouvemens respiratoires ; puisque c'est en raison du développement de la caloricité du

(1) Il y a une analogie remarquable entre les phénomènes auxquels donne lieu la décomposition des alimens dans l'estomac et ceux de la fermentation alcoholique : nous essaierons de tracer les caractères principaux qui les rapprochent dans les réflexions que nous soumettons à nos lecteurs dans l'appendix qui se trouve à la fin de cet ouvrage.

premier de ces gaz que l'oxigène, nécessaire à la formation du sang rouge, est sans cesse attiré vers le poumon.

Ainsi c'est, comme nous l'avons annoncé au commencement de cet ouvrage, par la décomposition des végétaux et des diverses parties salines qui composent le corps muqueux de ces substances, que se forme le gaz acide carbonique, et c'est par la dissolution de leur partie résineuse qui fournit l'hydrogène (1), que le premier de ces corps lie, resserre et combine avec lui pour former leurs molécules constituantes, que s'opèrent les phénomènes les plus imposants et les plus cachés de la vie. Ces parties opposées entre elles, que la nature a associées et logées dans les substances animales (*puisqu'elles renferment toutes des parties végétales*) pour servir à la décomposition des premières, sont destinées à l'entretien de la vie des animaux, comme le prouve la quantité considérable de gaz carbonique et d'hydrogène pur que l'estomac renferme par l'effet de la digestion (2). (Voyez Traité de Chimie de M. Thénard, tome III, pages 577 et suivantes.)

---

(1) En effet, c'est par suite de la décomposition de l'hydrogène dans le système circulatoire, où il dépose sa partie solide, que le fluide électrique manifeste son pouvoir dans toutes les fonctions organiques qui ne peuvent avoir lieu sans son influence.

(2) Spalanzani a placé des limaçons les uns dans l'hydrogène, les autres dans l'air atmosphérique, et il a observé que, pendant

Il est par-là évident que les élémens de la nature sont sans cesse transformés dans nos organes, et sont les matériaux invisibles qui président à la formation des corps sensibles et au développement de la vie organique.

Ainsi, c'est de l'influence réciproque de ces matériaux chimiques que résultent les phénomènes physiques de l'organisation; et c'est par l'action de ces élémens, les uns sur les autres, que la chaleur animale se développe et se renouvelle dans toutes les parties de l'organisme animal. Et comme les élémens se composent et se décomposent sans cesse pour renouveler à chaque instant les phénomènes de la vie et le mécanisme de l'organisation, essentiellement liés l'un à l'autre, nous devons croire, ce que presque tous les physiologistes supposent,

---

un temps déterminé, la production de l'acide carbonique était en quantité égale dans les deux circonstances; on peut conclure de là *rigoureusement* que l'acide carbonique exhalé n'est pas un produit de la décomposition de l'air dans le poumon, dont l'oxigène se mêle avec le carbone du sang pendant l'inspiration (*comme le prétendent nos savans physiologistes modernes*); mais qu'il est le résultat de l'exhalation, qu'il vient de la masse du sang qui le reçoit de l'estomac d'où il prend sa source, par l'effet de la digestion stomacale.

Ces résultats, qui ne peuvent être contestés, confirment entièrement ma théorie sur les phénomènes de la digestion, et sur la transformation des alimens dans les gaz combustibles qui composent leur nature.

que le corps de tous les animaux doit se renouveler dans un certain espace de temps. Mais comme leurs molécules ne suivent pas les mêmes dispositions et n'ont plus le même ordre de combinaison ou de composition qu'elles avaient dans ces corps qui les ont fournies par leur décomposition, il résulte nécessairement des nouveaux composés par la transmigration des élémens ou par suite de leur nouvelle combinaison.

L'arrangement, l'ordre et la disposition de nos tissus sont si délicats, que lorsque la matière qui les façonne est abandonnée à elle-même ou soustraite à la puissance (*l'air*) qui rassemble les matériaux qui les composent, elle perd aussitôt les propriétés au moyen desquelles nos organes acquièrent leurs formes et leurs qualités vivifiantes; et cette puissance, à son tour, ne peut disposer des facultés qui gouvernent et rassemblent les matériaux de nos organes sans le concours des fluides élémentaires et invisibles (*le calorique et le fluide électrique qui sont sans cesse en mouvement* (1)) qui circulent dans les tuyaux capillaires nerveux pour porter le sentiment dans toutes nos parties : ces deux forces inverses sont donc liées dans l'intérêt de nos mouvemens qui dépendent de leur mu-

---

(1) Ces fluides élastiques entraînent avec eux des gaz volatils et sont en contact permanent avec l'air atmosphérique pour la formation du sang rouge, pour déterminer par son moyen nos mouvemens internes, et servir au développement des organes qui les dirigent.

tuelle combinaison ; et ce qui constate la liaison intime qu'il y a entre l'estomac et le poumon, ou entre les produits chimiques et physiques de l'organisation, c'est que les fluides élastiques (*le calorique et le fluide électrique dont l'estomac est le foyer*) arrivent dans le poumon, par le moyen de la circulation artérielle, dans un état de combinaison et d'électricité inverse à celui de l'air qui est toujours négatif relativement à ces corps, ce qui force l'oxigène de les attirer et de se combiner avec eux pour former le sang rouge ; et lorsque des causes physiques s'opposent à cette fonction organique, leurs effets se manifestent toujours par des engorgemens qui ont lieu dans ces organes, et dont la cause, lorsqu'elle ne provient pas d'un vice organique, est toujours dans des modifications qui font varier l'air dans sa proportion, et qui consiste le plus souvent dans la trop grande raréfaction de ce fluide vivifiant, ce qui diminue ses rapports avec le mécanisme de l'organisation ; il en résulte constamment gêne dans les mouvemens respiratoires, en raison de l'augmentation du calorique et de la diminution des rapports de l'air avec le fluide nerveux ; ce qui s'oppose à la formation du sang, et accumule dans les tuyaux capillaires nerveux les fluides élastiques destinés par leur nature à se combiner avec lui pour entretenir la respiration, et donner lieu aux mouvemens qui en dépendent, par le renouvellement constant de la partie rouge du sang ; tandis que lorsque l'air est trop raréfié, le calorique, en diminuant le volume de ce composé vital, s'oppose à la consommation du fluide nerveux, qui est toujours en mouvement pour déterminer les phénomènes que nous venons de signaler, et qui sont les plus importants du mécanisme de l'organisation et de la vie, puisqu'ils renouvellent sans cesse la chaleur animale.

Il arrive de l'effet opposé, que les fluides élastiques que l'estomac fournit constamment à la circulation pour déterminer les sécrétions qui dépendent de leur assimilation, s'arrêtent dans les canaux qu'ils parcourent ou que, ne pouvant s'arrêter, ils rétrogradent et causent des désordres gastriques sympathiques, dont on ne peut rapporter la cause qu'à la raréfaction de l'air; ce qui diminue ses rapports avec les forces que les organes digestifs fournissent sans cesse à son action pour donner lieu aux phénomènes de son incorporation ou de son assimilation à l'économie de nos corps.

Les sécrétions gastriques et pulmonaires sont ainsi dérangées; le sang rouge, qui est le produit de l'action réciproque des forces dont ces organes inverses dirigent le mécanisme, ne se renouvelle qu'imparfaitement; il se forme, au contraire, une augmentation d'eau et d'acide carbonique qui se dissipent par évaporation, et donnent lieu aux engorgemens remarquables dans toutes les affections chroniques de ces organes.

D'après cela, il est évident que l'estomac dirige les mouvemens vitaux par les fluides gazeux qu'il fournit sans cesse à l'activité du sang, pour produire les sécrétions qui en dépendent ; de même que l'air dirige les mouvemens organiques, en raison des modifications qui changent ses qualités : ces deux fonctions opposées, en raison des organes qui les dirigent, et des forces opposées dont elles dépendent (1), sont tellement liées, qu'il est impossible que les unes subissent des changemens notables sans que les autres ne soient dérangées dans leur rhythme : on peut conclure de là que c'est des divers degrés de combinaison du calorique et du fluide électrique avec les matériaux physiques que l'air et les alimens fournissent à leur action, que dépendent les diverses assimilations et les effets qui en résultent sur les mouvemens respiratoires et sur ceux de la circulation. Les effets différents de l'air et du calorique sur l'économie donnent aussi lieu aux diverses constitutions, et causent des désordres organiques qui modifient la structure des organes et leurs rapports avec les agens extérieurs. C'est de ces modifications que dépendent les maladies du cœur et des organes de la respiration.

Les fonctions vitales et organiques composent, ainsi, dans leur ensemble un cercle qui revient et tourne sans cesse sur lui-même, et qui correspond et se rapporte évidemment au mouvement de rotation de la terre autour du soleil, mouvement nécessaire pour

---

(1) L'air et les alimens.

renouveler sans cesse les phénomènes imposants de l'organisation et de la vie.

Il est, d'après cela, évident que, les forces qui composent, développent et nourrissent nos organes, tirent leur origine des élémens de l'air qui fait partie de notre globe, et que la puissance organisante qui les assimile à notre nature réside dans le feu du ciel.

Les corps terrestres tirent donc des corps célestes le mouvement des organes qui composent notre nature; et les grands phénomènes qui résultent de ces rapports éternels constituent la *science de la vie* : ces forces inverses manifestent leur action réciproque dans l'intérêt des mouvemens qui en dépendent, et cette harmonie compose l'intégrité de la force des organes destinés à l'exercice des facultés qui maintiennent l'existence.

Notre force vitale tire ainsi du soleil, comme d'un centre vivifiant et régulateur, le principe de son mouvement; ce qui explique la gravitation et le rapprochement insensible de notre planète vers cet astre, par la constante attraction de celui-ci pour s'emparer des principes qui lui appartiennent, puisqu'ils sont des émanations qu'il envoie à la terre pour vivifier et féconder ses divers productions; mais comme il existe dans la constitution de notre globe des mouvemens coordonnés aux principes destinés à son entretien, il s'établit entre les corps celestes et terrestres une sphère d'activité nécessaire pour ramener sans cesse ces corps célestes vers la terre, qui renouvelle sans cesse, par leur concours, ses productions organiques, ou ses nouvelles combinaisons.

C'est ainsi que se lient tous les systèmes de la nature.

On voit que ma théorie sur la digestion et sur les phénomènes qui se succèdent dans les organes assimilateurs, pendant l'acte de la nutrition, repose sur les forces actives de la nature, soutenue dans sa marche uniforme par le feu du ciel, remplissant tous les espaces de l'univers, excitant et vivifiant tous les corps animés, végétaux et animaux, et imprimant un mouvement électrique aux molécules passives qu'ils renferment après leur mort, pour les ranimer par son pouvoir, en leur faisant subir les changemens qui les rendent propres à l'incorporation à laquelle ils sont destinées. Les corps opaques ou fixes sont donc secondaires à la vie, et les molécules végétales et animales (*le carbone et l'azote*) sont inactives par elles-mêmes, lorqu'elles sont abandonnées à leurs propres forces (*ainsi que nous l'avons expliqué au commencement de cet ouvrage*), puisqu'elles ne peuvent recevoir le mouvement nécessaire à la vie, lorsqu'elles sont privées du foyer de lumière qui le leur imprime, de même les planètes et les comètes subissent la loi que le soleil leur impose, en les faisant marcher autour de lui comme des satellites.

J'espère aussi que les hommes éclairés jugeront que ma théorie est appuyée sur des expériences que l'Académie des sciences a sanctionnées en couronnant leurs auteurs.

Mais comme le fait observer une femme célèbre par son esprit (1), les siècles superstitieux accusent facilement les opinions nouvelles d'impiété, et les siècles incrédules les accusent non moins facilement de folie. Les opinions qui diffèrent de l'esprit dominant, quel qu'il soit, scandalisent toujours le *vulgaire*.

On se soumet communément à de certaines idées reçues, comme à des vérités, et c'est ainsi que la raison humaine s'habitue à la servitude, dans le champ même de la philosophie et de la nature (2).

Ainsi, je dois avoir peu d'espoir dans l'esprit du siècle; puisse, malgré cela, mon travail être utile aux jeunes élèves auxquels il est particulièrement consacré; parce qu'étant sans préjugés et sans orgueil, ils sauront juger si les principes que j'ai développés dans cet ouvrage reposent sur les lois invariables que la nature a établies dans les deux règnes organiques, ainsi que dans le règne minéral, qu'elle a conjointement destinés à la nutrition, la conservation et la reproduction de l'espèce humaine.

L'enchaînement admirable par lequel tout l'univers se confond, pour ainsi dire, pour renouveler à chaque instant les phénomènes imposants de l'organisation et de la vie de l'homme, font briller la majesté de son Créateur, et nous forcent à admirer sa haute puissance.

(1) Madame de Staël.

(2) C'est par une raison semblable que, dans nos écoles modernes, l'enseignement reste stationnaire au milieu des faisceaux lumineux qui l'entourent et des brillantes découvertes qui enrichissent les annales de chimie et de physique, parce que l'usage y a consacré certaines théories; tandis que les savans professeurs du Jardin des Plantes s'emparent dans leurs cours des lumières nouvelles qui peuvent éclairer leurs élèves sur le mécanisme de l'organisation et la science de la vie.

APPENDIX.

Réflexions sur l'analogie qu'il y a entre les phénomènes de la dissolution des alimens dans l'estomac et ceux de la fermentation alcoholique.

On a ignoré jusqu'à ce jour que l'acide carbonique se trouvait tout formé dans l'estomac; mais les expériences de M. Magendie sur le gaz intestineux, dont les résultats sont rapportés dans la chimie de M. Thénard, tome III, page 622, prouvent qu'il est un produit de la dissolution des alimens, et que sa quantité est très-considérable relativement aux autres gaz qui s'y développent en même temps, en raison de la nature plus ou moins combustible et de la quantité des alimens.

Il paraît, d'après cela, que l'acide carbonique se forme dans l'estomac pour donner du mouvement et de la chaleur à la masse alimentaire, et, qu'en se dégageant du corps muqueux, il entraîne avec lui l'alcohol que fournit sa dissolution.

Cette opinion est fondée sur l'analogie d'action que l'acide carbonique exerce dans la fermentation végétale, dont il est l'agent chimique, sans lequel la matière sucrée, qui en est le principe, périrait et ne pourrait pas se convertir en alcohol; ce qui établit un rapprochement remarquable entre les phénomènes de la dissolution des alimens dans l'estomac, et ceux de la fermentation alcoholique.

Nous trouvons ici l'occasion de signaler un appareil nouveau, connu sous le nom de *Vinificateur Gervais*, par le moyen duquel l'art est parvenu à remplir le but de la nature, en retenant et comprimant le gaz acide carbonique, pour le dépouiller de l'alcohol et de l'arome qu'il enlève en s'évaporant, et dont la plus grande partie se perd par la force de la fermentation, en employant l'ancien procédé; tandis que l'*appareil Gervais* condense et retient le principe spiritueux et sucré, qui donne la force et le bouquet qui distinguent les vins obtenus par ce procédé ingénieux.

Pour cet effet, cet appareil, ainsi que l'estomac, est fermé hermétiquement pendant la dissolution des matières soumises à son action.

C'est aussi par un mécanisme analogue à celui de cet appareil que l'estomac renvoie, par le système exhalant, l'acide carbonique, qui est expulsé par la respiration, lorsqu'il est dépouillé du principe conservateur de la vie, c'est-à-dire, de l'hydrogène qu'il tient en suspension; car il est probable que ce gaz passe de l'estomac dans le système artériel, qu'il n'est pas étranger aux sécrétions qu'il exerce et aux pulsations qui en dépendent; aussi, est-il à remarquer que ce gaz, formé primitivement dans l'estomac et dans le poumon, après avoir traversé la masse du sang et avoir essentiellement concouru aux phénomènes de l'organisation, est expulsé pendant l'expiration, comme il l'est dans l'*appareil Gervais*, par le moyen d'un tube qui le précipite dans un vaisseau plein d'eau, lorsqu'il est débarrassé du principe conservateur qu'il tient en suspension pendant la fermentation des matières soumises à son influence.

Il est donc juste de reconnaître que mademoiselle Gervais a rendu un service important à l'œnologie; et l'on acquiert, par le moyen de son procédé, la certitude que l'acide carbonique qui se forme dans l'estomac, a la propriété particulière de détruire le principe végéto-animal qui s'oppose à la dissolution des matières végétales, et qu'il est le dissolvant chimique des matières alimentaires.

On est, d'après cela, forcé de reconnaître que l'existence du suc gastrique est au moins douteuse sous le rapport des propriétés qu'on lui a accordées jusqu'à ce jour.

FIN.

TABLE

ANALYTIQUE DES MATIÈRES.

Fin de la table des matières.

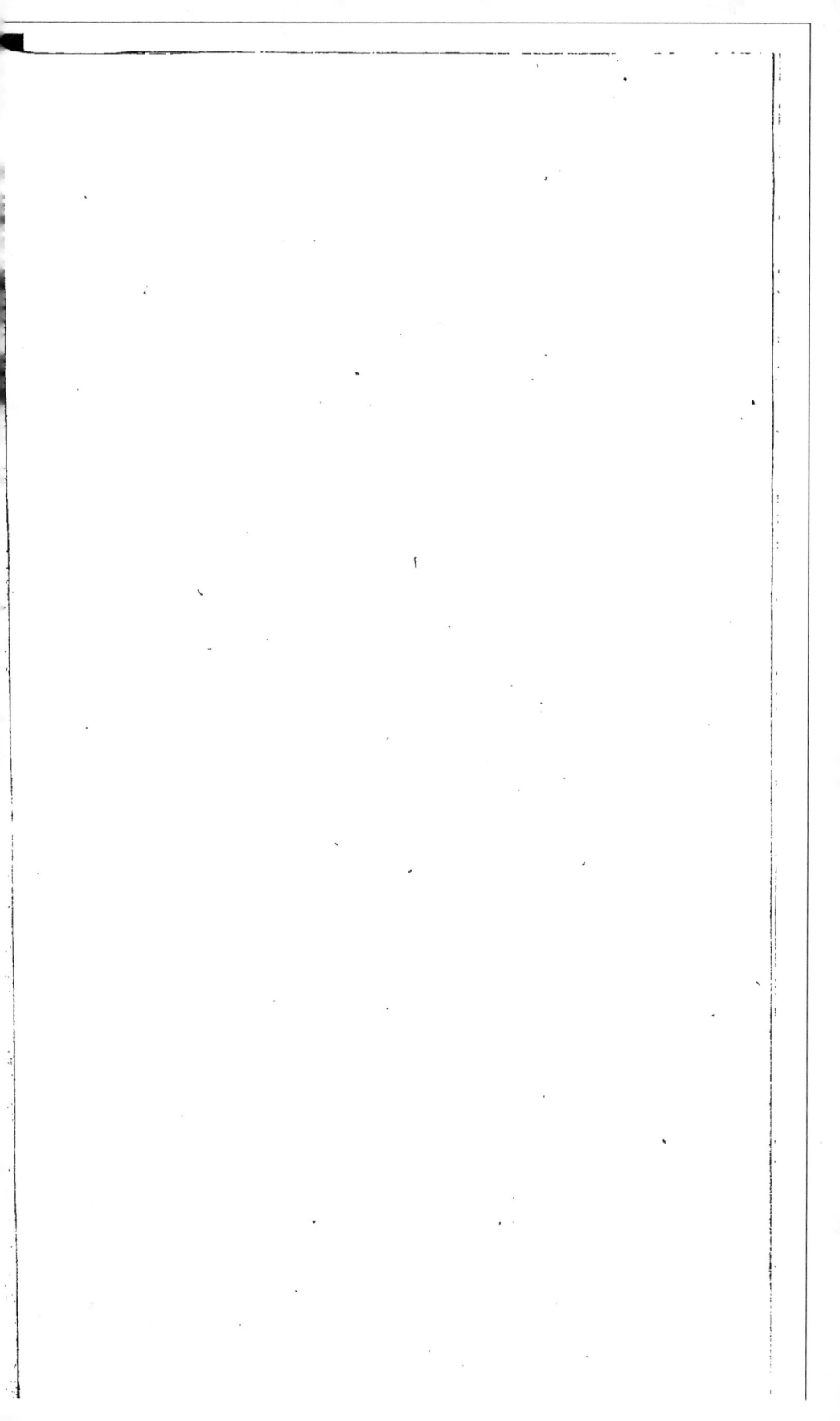

www.ingramcontent.com/pod-product-compliance
Lightning Source LLC
Chambersburg PA
CBHW050113210326
41519CB00015BA/3951
9782014480191